UN

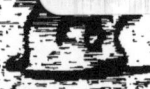

CURÉ DE CHARENTON

AU XVIIᵉ SIÈCLE

PAR

M. L'ABBÉ P. FERET

UN DE SES SUCCESSEURS.

PARIS

ANCIENNE MAISON CHARLES DOUNIOL

JULES GERVAIS, LIBRAIRE-ÉDITEUR

29, RUE DE TOURNON, 29

—

1881

UN

CURÉ DE CHARENTON

AU XVIIᵉ SIÈCLE

UN

CURÉ DE CHARENTON

AU XVII⁰ SIÈCLE

PAR

M. L'ABBE P. FERET

UN DE SES SUCCESSEURS.

PARIS

ANCIENNE MAISON CHARLES DOUNIOL

JULES GERVAIS, LIBRAIRE-ÉDITEUR

29, RUE DE TOURNON, 29.

—

1881

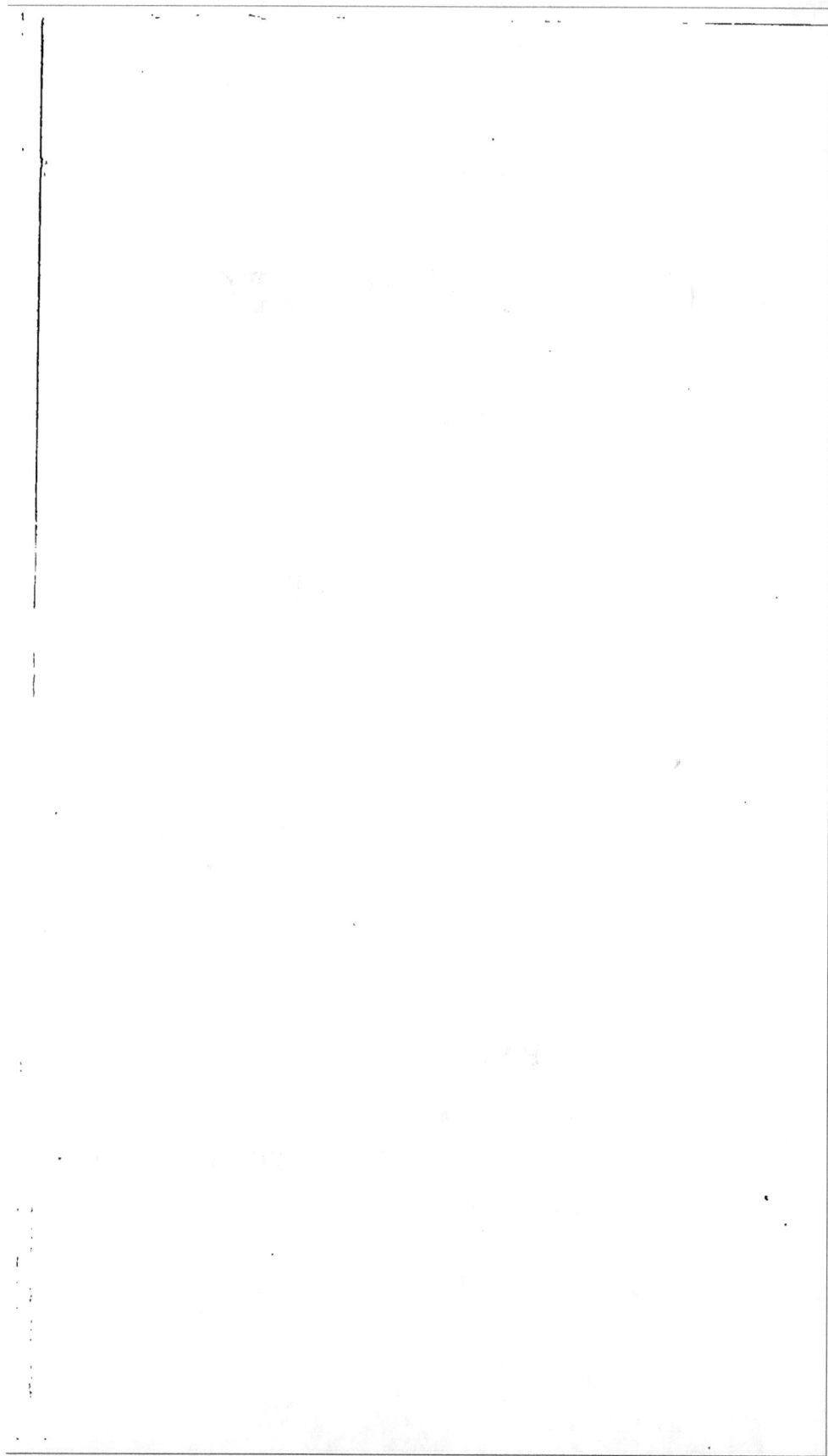

En 1638 ou dans le courant de 1639, sur la présentation du chapitre de Saint-Marcel de Paris, François Véron était nommé curé de Charenton-Saint-Maurice (1).

A cette époque, comme aujourd'hui, Charenton était divisé sous le rapport ecclésiastique, mais avec cette différence, que Charenton-Saint-Maurice formait, et

(1) Dans une des éditions de la *Méthode de traiter des controverses*, le premier tome, portant le millésime de 1638, désigne l'auteur par ses titres ordinaires ; mais le tome II, avec le millésime de 1639, ajoute à ces titres celui de *curé de Charenton*. (Voir de Backer, *Biblioth. des écrivains de la Compagnie de Jésus*, nouv. édit., tome III, art. *Véron*, n° 52). Nous espérions, au moyen des registres des actes paroissiaux, devenus registres de l'état civil, pouvoir au moins préciser l'année. Mais, depuis quelque soixante ans, ces registres, prêtés à un maire de Saint-Mandé ont disparu ; du moins on ignore où ils sont.

depuis des siècles, une paroisse, tandis que Charenton-le-Pont, ou le bourg du Pont de Charenton, était une annexe de Conflans (1).

Il y a moins de quarante ans, Charenton-Saint-Maurice a légalement abrégé son nom : « Les habitants, alarmés sans doute de l'expression proverbiale qui se rattachait au nom de leur village, obtinrent, le 25 décembre 1842, l'autorisation de l'appeler simplement Saint-Maurice. Ainsi, ce qui est Charenton pour l'habitant de Paris, est Saint-Maurice pour l'habitant de Charenton (2). »

Le nouveau curé prenait rang parmi les personnes les plus en renom dans le monde religieux et littéraire.

En traçant la biographie de Véron, nous écrivons un des chapitres les plus curieux et les moins connus de l'histoire religieuse

(1) Lebeuf, *Histoiré du diocèse de Paris*, tom. V, part.V, p. 1 et suiv.
(2) M. Marty-Lavaux, *Charenton au xviiᵉ siècle*, Paris 1853, p. 4.

de notre pays, dans la première moitié du XVIIe siècle. La pacification dans les faits n'avait pas eu et ne pouvait avoir pour conséquence la pacification dans les esprits. On se passionnait alors pour les questions de religion, comme on se passionne aujourd'hui pour les questions politiques. A la place de journaux, l'on avait les livrets ou les brochures; et, si une ardeur égale se déployait dans les discussions, la courtoisie s'y faisait aussi parfois désirer. Des rencontres avaient lieu, non point pour jouer sa vie sous le futile et inexplicable prétexte de point d'honneur, mais dans la pensée qu'en modifiant le caractère de la lutte la vérité se dégagerait plus brillante : la puissance de la parole remplaçait l'habileté de l'escrime, le coup d'œil ou le hasard du tir. Au temps du cardinal du Perron, on saisissait les occasions pour provoquer aux conférences. A l'époque qu'illustra Bossuet, on paraissait subir la nécessité de ces luttes théologiques. Entre ces deux dates, nous avons à compter les années où l'on vit dans un homme la controverse devenir une sorte de profession.

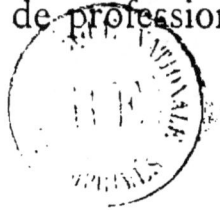

UN

CURÉ DE CHARENTON

AU XVIIᵉ SIÈCLE

PREMIÈRE PARTIE

VÉRON
AVANT D'ÊTRE CURÉ DE CHARENTON

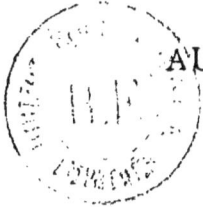

I

PREMIERS EXPLOITS DU CONTROVERSISTE.

Né à Paris vers 1575, entré dans la Société
de Jésus en 1595, François Véron enseigna successivement dans les maisons de l'ordre les hu-
manités, la philosophie et la théologie morale (1).
La controverse devint son élément ; et, grâce à
la vivacité de son esprit, à la facilité de sa parole,
à son sang-froid dans la discussion, à un certain
coloris de style, à la causticité de son langage, à

(1) A. de Backer, *Biblioth. des écrivains de la Comp. de
Jésus,* nouv. édit., tom. III, 1876, art. *Véron.*

une logique puissante, à une science peu commune, il devait s'y acquérir, non moins par ses écrits que dans les discussions orales, une grande célébrité. Ce qui dut contribuer également au succès, c'est qu'il y avait en lui du tribun au langage plus ardent que châtié, plus imagé que correct, plus énergique que sagement ordonné, ne rejetant ni la trivialité du mot ni la crudité de l'expression.

De 1615 à 1619, le controversiste s'était déjà fait un nom dans plusieurs conférences publiques, où il avait pour adversaires, tantôt Le Hucher, ministre à Amiens, tantôt de Langle et de La Rivière, ministres à Quevilly-lez-Rouen ; ici de La Balle, ministre de Luneray, et de Lindebœuf, là Duchat, ministre de Claye.

La conférence d'Amiens s'ouvrit le 22 janvier 1615 (1), sur le sacrement de l'Eucharistie, en présence de trois cents personnes, tant de l'une que de l'autre communion (2). Il y eut trois séances. Le duc de Longueville et les gentilshommes de sa suite assistèrent à la deuxième et à la troisième. S'ils ne se rendirent pas à la première, c'est qu'ils n'avaient pas été prévenus.

(1) *Franc. protest.*, art. *Le Hucher.*
(2) Préface de l'*Abrégé de l'art et méthode...*, Rouen, 1618.

Mais le procès-verbal en fut lu et approuvé de part et d'autre, devant eux, à la seconde. C'est sous le nom d'un sieur de La Tour, gentilhomme ordinaire du duc, que le récit de la conférence a été donné au public. Ce récit est sous forme de lettre adressée au sieur de Rotois, gentilhomme de la vénerie du roi. Il porte, en outre, les signatures de sept autres gentilshommes présents (1). Dans la première séance, le ministre fut forcé d'abandonner le terrain où l'on s'était placé : les textes formels de l'Ecriture n'étaient pas en faveur de la doctrine calviniste ou de la non-présence réelle. Mais il espérait dans les conclusions à tirer. « Par conséquence nécessaire de la pure parole de Dieu, disait-il à son antagoniste, je montrerai que vous errez. » La partie dut être remise au lendemain, car « les ténèbres de la nuit empêchèrent le vainqueur de pousser plus outre sa victoire. » C'est dire que le ministre ne fut pas plus heureux. « N'eût été, dit le narrateur, la qualité de la cause que le ministre défendait, j'eusse eu compassion de lui, le voyant en cet état et pressé si vivement. » Au milieu de l'assemblée, l'on entendit cette réflexion : « Le pauvre ministre aurait besoin

(1) La lettre est datée du 27 février, et l'approbation des gentilshommes du 12 du même mois.

d'un chirurgien pour lui ouvrir la veine. » Réduit au silence, il demanda qu'on lui laissât le repos et la réflexion de la nuit. Véron exigea, préalablement, la signature du procès-verbal. Le ministre s'y refusa, et, sur les instances qui lui étaient faites, il finit par répondre : « Je sais combien il m'importe de ne pas signer; si je le fais, tout sera publié; les églises — vous entendez ce qu'il voulait dire, sa voix flébile le donnait mieux à entendre — les pauvres églises... de la pure réformation recevront un grand scandale. » Véron ne consentit au départ qu'à ces deux conditions : le ministre signerait le lendemain, et la conférence serait reprise. Mais, le lendemain, le ministre refusa et la signature et la reprise de la discussion (1).

Trois années plus tard, à la fin de 1618, Véron eut affaire à un autre ministre. Les sieurs de La Rivière et de Langle gouvernaient l'église réformée de Quevillez-lez-Rouen. Le prédicateur jésuite portait la parole sainte dans les principales chaires de la capitale de la Normandie. Pendant quelques mois, il invita sans succès à

---

(1) *Le ministre d'Amyens contraint de renoncer à la pure parole de l'Escriture-Saincte, rendu muet et mis en fuitte...*, Rouen et La Flèche, 1615, Tout cela se trouve plus au long dans *Conférence tenue entre Adrian Le Hucher... et Fr. Véron...*, 1615.

une conférence le premier de ces deux ministres. A défaut du premier, il provoqua le second qui finit par accepter. Avec l'ordre à observer dans la discussion, le sujet de la conférence — le saint sacrifice de la messe —, le lieu où elle devait se tenir — à Rouen, dans la maison d'un conseiller au parlement et membre de la religion prétendue réformée —, le nombre des assistants — qui, selon le désir du ministre, ne devait pas s'élever au-dessus de six, sans compter les deux secrétaires —, tout cela fut réglé, le 24 novembre, entre les deux antago- nistes. Le surlendemain, ces derniers se trou- vaient en présence; et la lutte se continua le 27 et le 28. Dans l'action, le ministre fit preuve de science et d'habileté. A qui appartint la victoire ? La lutte prit fin le 28 par le fait du ministre, qui allégua la nécessité de sa présence au consistoire pour le lendemain. « Mais, lisons- nous à la suite des *Actes,* c'était voiler sa fuite; le prétexte fut trouvé faux, car il fut vu en ce temps-là se promener dans la cour du palais. Qui quitte la partie, la perd. Le Père, grande- ment désireux d'attaquer son homme par la méthode du baillon (1), tâcha d'obliger le

(1) A la page précédente, Véron disait qu'il « ne l'avoit pas encore attaqué » par cet « art, ..., ce qu'il avoit réservé

fuyard à rentrer en lice, durant ou après l'Avent, s'obligeant de rompre le cours de ses prédications, même durant ce temps sacré, si le ministre acceptait le combat ; mais il n'y eut pas moyen de l'y engager. » Le ministre, de son côté, prétendit avoir demandé au prédicateur la reprise de la conférence. Privé de plus amples renseignements, nous ne saurions prononcer sur le litige. Cependant la vraisemblance ne serait-elle pas en faveur de Véron, qui réclamait si haut son droit de réponse, de Langle ayant eu le dernier la parole? (1)

On a pu le remarquer, Véron savait profiter du temps de ses missions pour lancer ses cartels aux ministres. C'est ce qu'il fit dans un centre de population de beaucoup inférieur aux villes de Rouen et d'Amiens. Mais le nouveau duel théologique n'eut peut-être pas moins de retentissement.

En 1619, le P. Véron prêchait l'Octave du

pour le dernier choc ». Il s'agit ici, comme dans la conférence d'Amiens, des textes formels de l'Écriture et des conséquences à déduire. Aux yeux de Véron, les questions précédemment agitées n'étaient donc que des préliminaires.

(1) *Conférence entre le P. Fr. Véron, ... et le sieur de Langle.., assisté de son collègue le sieur de La Rivière...,* Rouen, s. d.; mais la dédicace est datée du 25 janvier 1619. Les *Actes*, signés par les combattants et témoins, sont reproduits.

Saint-Sacrement à Lagny, lorsqu'il reçut une invitation pressante de faire entendre la parole évangélique à Claye, dans le diocèse de Meaux, bourg assez voisin où l'hérésie entretenait un ministre et comptait le tiers des habitants pour adeptes. L'invitation venait du curé de Claye. Le missionnaire accepta. « Nous voguons les mers, disait-il, nous passons et repassons les deux tropiques et zones torrides ; nous allons jusques aux derniers confins du monde, jusques au Japon et à la Chine, avec tant de peines et hasards de nos vies pour faire connaître la vérité à des gens inconnus et aider de pauvres barbares à se sauver ; et nous laissons cheminer par les ténèbres de l'erreur, droit à l'enfer, nos voisins qui respirent avec nous le même air de notre France. » Pour que la prédication portât le plus de fruit possible, le missionnaire fit annoncer au prône des paroisses voisines ce qui suit :

Le P. Veron prêchera au cimetière de Claye, dimanche et jeudi prochains, après vêpres, à quatre heures après midi, et montrera clairement comme un soleil de midi :

Premièrement, que les ministres ont ajouté dedans leurs Bibles, de foires en foires, tous les mots principaux sur lesquels ils fondent et appuient les articles de leur créance contraire à l'Église catholique, apostolique et romaine, et que par ainsi lesdits ministres ont fal-sifié la sainte Bible en plusieurs lieux; et que la reli-gion prétendue réformée n'est fondée que sur ces falsi-fications; ce que ledit Père montrera par les Bibles de Genève même en français;

Secondement, que de tous les articles de foi de ceux de la religion prétendue réformée, il n'y en a pas même un seul qui soit enseigné par l'Écriture-Sainte, ni en termes exprès, ni par conséquence; mais que tous les articles de foi de ceux de ladite religion pré-tendue réformée ne sont que des inventions forgées par les ministres.

Les deux sermons furent prononcés au lieu désigné ainsi qu'aux jours et heures annoncés. Deux cents habitants de Lagny s'y étaient ren-dus, les uns à pied, les autres à cheval. Les paroisses voisines s'y trouvaient presqu'au com-plet. L'auditoire atteignait le chiffre de trois mille personnes, au nombre desquelles plusieurs Huguenots. Le succès de l'orateur fut tel, que le ministre de Claye se crut obligé de prendre la défense de sa religion. Du reste, l'opinion pu-blique lui en imposait le devoir. Il fallut donc avoir le courage d'entrer en lice contre l'orateur triomphant. Le ministre avait nom Duchat.

Une conférence entre lui et le P. Véron fut fixée pour le lendemain de la seconde prédication, c'est-à-dire le vendredi à huit heures du matin, au château de Claye. Les conditions avaient été arrêtées d'un commun accord. Les deux principales avaient trait au nombre des assistants (1) et à la nomination des secrétaires.

La première thèse fut de nouveau établie : elle avait pour objet, on ne l'a pas oublié, le crime de falsification, crime qui pour l'assemblée devint évident touchant l'intercession des saints, la foi justifiante, le sacrifice de la messe, la hiérarchie de l'Eglise, la communion sous une seule espèce, car le ministre se vit contraint d'avouer qu'on « avait droit d'ajouter à la Bible pour l'éclaircir ». Ainsi se termina la première séance.

Quatre autres, dont l'une eut lieu le même jour, furent successivement consacrées à la seconde thèse que le ministre fit porter sur ces trois points : l'abstinence, le célibat ecclésiastique, le sacrifice de la messe. On avait mis le ministre au défi de produire un seul article. Il en produisait trois, se promettant une victoire certaine et d'autant plus facile. Vain espoir !

(1) Le nombre n'est pas indiqué.

Au sujet de l'abstinence, le ministre eut recours à ce dernier subterfuge :

Il faut suppléer à saint Paul. Là-dessus, continue l'athlète Catholique, nous nous en allâmes dîner, pour donner le loisir au ministre de suppléer à saint Paul. Il eut besoin de beaucoup de temps pour y songer. Tous les catholiques et moi avec eux lui avions promis, car c'était un vendredi, et n'avions pas déjeuné à 4 heures au soir, d'aller faire bonne chère avec lui et de manger de toutes sortes de viandes, au cas qu'il nous montrât par l'Écriture *que l'Église ne pouvait commander de s'abstenir de manger de la chair le vendredi*. A faute de preuve, nous nous en allâmes dîner de maigre et suppléer à notre estomac famélique, pendant que le ministre et les siens suppléaient à saint Paul.

Au sujet du célibat ecclésiastique, l'embarras ne fut pas moindre : le ministre « ressemblait à ces personnes qui se noient dans les eaux et qui s'attachent à ce qu'elles rencontrent. »

Enfin, sur le troisième point il fut réduit assez promptement au silence.

Il refusa de signer les actes de la dernière séance, ainsi qu'il avait refusé d'apposer son nom sur ceux de la précédente. Comme on s'en montrait étonné dans son parti même : « Que voulez-vous, reprit-il, que je signe que je suis muet (1)? »

(1) *Conférence entre le P. François Véron... et M. Timo-*

La plume était une autre arme que Véron

thée Duchat..., Paris, 1619. Les citations, aux pages 7, 8, 18, 20, 27, 33.

Nous lisons, p. 2. : « Ceste présente conférence a esté signée entièrement par le P. Véron; le ministre en a signé trois séances et a refusé de souscrire aux deux autres... »

Voir aussi *Actes des conférences... entre Fr. Véron... et M. Tim. Duchat...*, Paris, 1619; et *Actes de la conférence privée entre...*

Nous trouvons, à la page 25 de cette dernière pièce, l'*Acte du notaire sur le refus du ministre de signer ce qu'il avoit dicté en cette conférence.* En effet, plus tard, comme aujourd'hui, le controversiste n'hésitait pas, quand besoin était, de recourir au ministère des officiers ministériels pour constater les faits. On peut voir, entre autres, les *Actes de notaire de la fuitte du sieur ministre de Boujanlez-Beziers, avec celle du ministre et consistoire de Montagnac.*

Les divers opuscules touchant la conférence de Claye ont été rédigés ou publiés par Véron, qui écrit dans son Advis au lecteur, joint aux *Actes de la Conférence privée:* « Je n'ay rien adjousté, changé ou diminué des Actes recueillis par les greffiers..., et j'ay esté si religieux en cela que j'ay mieux aymé laisser quelques petites particules de part et d'autre... »

— Relativement à la conférence entre Véron et de La Balle, nous nous bornerons à transcrire le titre du livret qui en rend compte, et à y joindre deux ou trois réflexions.

Voici le titre :

Actes de la conférence entre..., tenue au chasteau de Linnebouf, en présence de plusieurs seigneurs catholiques et de la religion prétendue réformée; en laquelle le sieur de La Balle a esté contrainct de faire profession du sainct sacrifice de la messe, et se retirer manquant en la preuve de sa cène, par A. L. C. P..., Rouen, 1618.

Le P. de Baker, *op. cit.*, n° 6, dit avec assez de raison : « L'auteur ou plutôt l'éditeur de ce livre est probablement A. Leclerc, prédicateur à Dieppe, signataire de la dédicace à l'archevêque de Rouen. »

Le *Linnebouf* du titre est Lindebœuf, village à 20 kil. d'Yvetot, tandis que Luneray est un bourg à 7 kil. de Dieppe.

— 16 —

se gardait de laisser en repos. Non seulement
il faisait imprimer les actes de ses conférences
avec les ministres, mais il lançait encore dans
le public divers opuscules que lui inspiraient les
circonstances ou l'ardeur de son zèle (1).

—Ces quatre conférences ne sont pas les seules, car, dans
la préface de l'*Abrégé de l'art et méthode...*, Véron a écrit :
« J'ay tasché par tous les moyens permis et licites de col-
leter tous les ministres des lieux que l'office de la prédication m'a fait trouver : ceux de Metz, me trouvant en
Lorraine; ceux de Charenton, estant à Paris ; et ceux de
Quevilly, pendant que je suis ici... »

(1) Ainsi, dans l'année 1618, il publiait sous son nom ou
sous un nom d'emprunt :

1° *Franche confession des ministres de Quevilly d'estre
rendus muets, eux et tous les ministres de France, et d'avoir
falsifié l'Ecriture en tous les principaux articles de foy controversez... le tout expliqué en l'église Saint-Ouen...*, Rouen,
1618 ;

2° *Tous les ministres de France convaincus d'avoir
adjousté et changé à l'Écriture-Sainte en toutes les Bibles
de Genève, en tous les principaux articles de foy...*, pro-
duites publiquement en l'église métropolitaine de Rouen...,
Rouen, 1618;

3° *Examen des mystères de la cène prétendue réformée,
ou viandes en peintures, mangées par imagination, servies
par les ministres en leur banquet réformé...*, Rouen, 1618;

4° *Les quatre ministres de Charenton bâillonnez par
quatre propositions, faictes au sieur baron de l'Espicelière
de la religion prétendue...* avec la *Response* au livre intitulé : *La Caballe des Jésuites*, Paris, 1618. 5e édit.

Plus tard — nous ne saurions dire l'année — ce dernier
opuscule devint : *Le Baillon des quatre ministres de Charenton les rendant muets toute leur vie, appliqué à Gabriel Boulle,
ministre de Vinsobres en Dauphiné et à tous ses collègues
en ceste province, et demeuré en son entier contre les mor-
sures dernières de du Moulin, Mestrezat, Daillé...* L'auteur
y avait joint une courte réponse à un livre du susdit Boulle,
livre intitulé : *Arrest définitif recueilli de la parole de*

II

LA MÉTHODE.

Le controversiste voulut, en même temps, initier le grand public à la méthode qui lui réussissait si bien. Une première édition en fut donnée dès l'année 1615, après la conférence d'Amiens, et fut traduite en plusieurs langues. Une autre plus complète vit le jour en 1617 (1). Elles se succédèrent, sous des titres différents et avec le plus grand succès, dans les années 1618 et 1619 (2).

Dieu. La *France protestante* rapporte que Boulle, après trente années de ministère, abjura le calvinisme pour se faire catholique.

Véron aimait à faire entrer dans le titre de ses livrets les mots *báillon* ou *báillonner* : nous rencontrons, parmi ces livrets, *Le báillon des ministres raccourci*, et nous en aurons encore d'autres du même titre à mentionner.

(1) Dans la préface de l'*Abrégé de l'art et méthode*, nous trouvons : « J'ai donné au public le sommaire de tout cela, il y a trois ans, l'an 1615, incontinent après ma dispute d'Amiens; ..... le livret fut si bien accueilly, qu'après avoir par itérées et réitérées impressions couru toutes les principales villes de France, passant plus outre, il apprit à parler anglois, hollandois, et allemand. Le bon accueil qu'on luy a fait et le bruit qu'il a causé m'a obligé de le méditer plus attentivement; je l'ay fait et l'ay remis sous la presse le caresme passé, 1617. »

(2) *Abrégé de l'art et méthode nouvelle de báillonner les ministres de France et réduire les dévoyez à la religion*

Cette méthode, l'auteur le confessait, était substantiellement empruntée au P. Gontery, « ce grand veneur » qu'il fallait saluer comme le véritable « inventeur de la façon de vener par la pure parole de Dieu (1). »

Tertullien avait écrit dans son admirable livre *des Prescriptions* :

Les hérétiques ne doivent point être admis à en appeler aux Écritures, puisque, indépendamment des Écritures, nous prouvons qu'ils n'y ont aucun droit. Qui êtes-vous ? peut leur dire l'Église ; depuis quand et d'où êtes-vous venus ? Que faites vous chez moi, n'étant pas des miens ? A quel titre, Marcion, coupez-vous ma forêt ? Qui vous a permis, Valentin, de détourner mes canaux ? Qui vous autorise, Apelles, à ébranler mes bornes ?... C'est mon bien. Je suis en possession depuis longtemps ; je suis en possession la première, je descends des anciens possesseurs et je prouve ma descendance par des titres authentiques. Je suis héritière des apôtres... (2).

catholique, ou bref et facile moyen par lequel..., Rouen, 1618 et 1619, 12ᵉ édit.

Cet *Abrégé* fut d'abord « presché et enseigné en l'église archiépiscopale de Rouen, en présence de neuf à dix mille personnes. »

— *Briefve Méthode pour réduire les dévoyez et convaincre les ministres de la parole de Dieu réformée*, Lyon, 1618. A la page 3, le titre devient : *Bref et facile moyen par lequel toute personne peut faire paroistre évidemment a tout ministre qu'il abuse et à tout religionnaire qu'il est abusé*.

(1) Dans Préface de l'*Abrégé de l'art et méthode*...

(2) Cap. xxxvii, traduct. de Rohrbacher, dans *Hist. un. de l'Église*, tom. V, Paris, 1842, p. 294-205.

Véron voulait accorder aux nouveaux hérétiques plus de latitude dans l'argument de prescription. Il les admettait à discuter ; il leur permettait, leur prescrivait même l'usage de l'Écriture, mais à la condition formelle, rigoureuse, de prouver par elle la raison, la nécessité de leur séparation de l'antique Église.

Il faut tirer du religionnaire la preuve de son accusation et de sa doctrine, le faisant toujours acteur et nous constituant en tout défendeurs. Le droit nous donne cela, car ils se constituent en l'article XXXI *nos réformateurs* et veulent introduire et faire croire ce que leurs pères et aïeuls n'ont pas cru ; en l'article XXVIII, *ils nous condamnent* : c'est au réformateur et accusateur à prouver. Ils ne sont de l'Église réformée, s'ils n'ont reconnu par bonne preuve des abus entre nous ; et, s'étant retirés d'avec nous, ils doivent rendre raison de leur séparation... Il faut contraindre le religionnaire de faire ce que dessus par l'Écriture, sans l'admettre à autre sorte de preuve, qu'il n'ait renoncé à la Bible. Il s'est obligé à cela par l'article cinquième. Et pour ce que l'Écriture est plus claire en ce qu'elle dit en termes exprès qu'en ce qu'elle veut dire par interprétations ou conséquences..., il faut forcer le religionnaire de traiter premièrement par textes exprès, ne lui donnant congé de passer aux conséquences, qu'il n'ait expressément confessé que les textes formels lui manquent (1).

(1) *Sommaire de la méthode de rendre muets les ministres...*, Paris, 1621, p. 6-7. Véron n'avait garde d'ou-

Après cet aveu, l'on abordait l'examen des conséquences. D'abord, suivant les principes mêmes du protestantisme, les conclusions si logiquement tirées qu'on les suppose, ne sauraient constituer un point de foi, car, dit l'article v de la susdite Confession, *la parole qui est contenue dans les livres de l'Écriture Sainte, est règle de toute vérité.* Ce principe, d'ailleurs, en tant qu'il n'exclut pas la tradition, est parfaitement admissible, ce n'est pas assez dire, est seul admissible. En effet, si l'on met l'argument en forme, il « n'est jamais bon, s'il n'a deux propositions et la conséquence, » puisque l'enthymème n'a de force qu'autant qu'il « se peut réduire en syllogisme. » Or, une des deux propositions appartiendra toujours au domaine de la raison naturelle; et, dès lors, la conclusion ne sera pas « tirée de la seule Écriture », ce qui la rend impropre ou insuffisante à la constitution d'un article de foi. Un raisonnement analogue réduirait à néant l'interprétation d'un texte de l'Écriture par un autre; car il faut toujours l'intervention de la raison na-

blier les textes falsifiés qu'on pourrait opposer : « Il faut si le texte qu'il (le religionnaire) allègue est falsifié par quelque addition de la Bible genevoise, représenter cette addition, particulièrement quand elle se peut justifier pa la contrariété des Bibles de Genève...» (*Ibid.*).

turelle pour affirmer que le « second texte est explicatif du premier, et que partant le premier se doit entendre comme le second (1). » Ainsi, se placer hypothétiquement sur le terrain de la réforme et défier les prétendus réformés d'appuyer sur la parole divine leur schisme et leur croyance, telle fut donc la méthode adoptée et conseillée par Véron, méthode dont il ne devait pour sa gloire se départir dans sa longue carrière de controversiste (2).

Une autre considération, tirée à la fois de la portée commune des intelligences et de la nature des erreurs à déraciner, a d'ailleurs sans doute

(1) *Ibid.*, p. 1-13.

(2) Voici, par exemple, l'application de la méthode à un point particulier. Nous prenons le dogme de l'Eucharistie.

Véron exposait la doctrine catholique, non pas pour en prouver la vérité, mais pour la faire connaître.

Les ministres ou simples religionnaires devaient exposer ensuite leur doctrine. Mais il leur incombait, en qualité de *réformateurs* et d'*accusateurs*, de l'établir sur l'Écriture. Alléguaient-ils successivement ces paroles : *La chair ne sert de rien ; c'est l'esprit qui vivifie ; — Les paroles que je vous dis sont esprit et vie* (Ev. S. J. vi, 64): ils entendaient successivement aussi le controversiste réclamer un texte formel, exprimant que Jésus-Christ n'est pas dans l'Eucharistie, et montrer que les paroles citées ne pouvaient avoir ce caractère. Espéraient-ils plus de succès dans d'autres citations: ils se voyaient toujours opposer, avec les preuves à l'appui, la même fin de non-recevoir. Se hasardaient-ils à passer aux conclusions logiques, aux interprétations herméneutiques: ils étaient forcés de succomber sous le poids de leurs propres principes.

contribué à l'enfantement de la méthode(1). « Je
traite, dit-il autre part, avec mes malades par un
moyen qui est selon leur goût, et par une façon
proportionnée à leur capacité, réduisant le tout à
la question du fait, sans jamais entrer dans les
subtilités des questions du droit, par conséquences aiguës, ratiocinations hautes, par langues inconnues, grecque ou hébraïque, chose
hors la vue du peuple, ni aussi par la tradition

(1) Cette méthode eut d'autres éditions encore, avec de
nouvelles modifications dans les détails ou la rédaction, des
développements, des additions. Tout cela était nécessité
par les circonstances ou le besoin de répondre à des adversaires. Outre le *Sommaire de la méthode de rendre muets
les ministres*, cité à l'instant, nous mentionnerons la
*Méthode nouvelle, facile et solide, de convaincre de nullité
la religion prétendue réformée*, Paris, 1623. Dans la dédicace de la première partie de cette dernière édition, Véron
disait au roi : « Je présente à Vostre Majesté une machine
de guerre de nouvelle invention, approuvée de Rome et de
plusieurs universicez de vostre royaume, bastante pour dé-
serter Babylone de ses habitans, ou la saper par le pied... »
L'auteur exprimait ainsi son *vœu :* « Je dédie mes veilles,
je consacre ma plume, j'oblige mon sang, je dévoue mon
âme au combat, et, si je peux, à la *destruction totale* d'une
irréligion (que plusieurs de nos François, pensant bien
faire, estiment et nomment *réformation*), *ennemie de Dieu*,
qu'elle faict cruel, le rendant autheur de la damnation des
hommes... »
On peut voir dans A. de Backer (*Bibl. des écriv. de la
Comp. de Jés.*, art. préc., n° 52) l'historique de cette
méthode, tant au point de ses autres éditions que des traductions latines qui en ont été faites.
M. l'abbé Migne a édité dans son *Théologiæ cursus
completus*, tom. V, col. 1066 : *Francisci Veronii Methodus compendiaria.*

ni par l'autorité des hommes, qui ne reviennent guère au goût de mes infirmes (1). »

Plus tard, quand, ne se bornant plus aux conséquences logiques des textes, il invoquera plus positivement l'interprétation des Pères, il placera cette méthode sous l'autorité de sain Augustin (2). Ce grand docteur, en effet, a insisté plus souvent et plus fortement peut-être que les autres Pères sur la nécessité de l'interprétation de l'Écri-ture par l'Église catholique ou univer-selle. N'estce pas lui qui a prononcé cette parole, hardie en apparence, vraie au fond : *Ego vero Evangelio non crederem, nisi me catholicæ*

(1) *Relation d'un voyage en Languedoc...,* Paris, 1625, p. 15.

(2) *Petit épitomé de toutes les controverses de religion en ce siècle, selon les méthodes de S. Augustin, sçavoir par l'Écriture-Saincte en termes exprez ou exposez par les saincts Pères séanz es conciles des cinq premiers siècles...* Voir aussi l'édition en trois tomes, où nous lisons ces mots, faisant partie du titre : *Ex methodis Augustinianis in artem hic prius concinnatis.*

Primitivement, Véron voyait dans l'autorité patrologique une sorte de couronnement pour le triomphe remporté. « Pour le plus grand contentement de la compagnie, disait-il, il est à propos que le Catholique oppose à la consé-quence ou interprétation magistrale du texte allégué, l'ex-position de quelqu'un des saincts Pères des quatre pre-miers siècles, non pas pour prouver que notre exposition... est préférable à celle du ministre (car ce n'est pas à nous, défendeurs en ceste méthode, de prouver notre religion), mais pour conclure que la conséquence et interprétation du ministre n'est pas certaine, nécessaire et évidente, comme il la disoit... » (*Sommaire de la méthode...,* p. 14).

Ecclesiæ commoveret auctoritas. D'autre part,
il défiait les Manichéens et les Donatistes de
trouver rien d'explicite dans l'Ecriture pour la
justification de leur schisme, de leurs dogmes ou
de leurs rêveries. Ainsi il disait aux uns : « Si
vous connaissez un endroit où l'Ecriture dise
cela..., ouvrez à cette page et lisez-moi (1); »
des autres : « Qu'ils nous lisent cela dans l'Ecriture, et nous croyons; oui, qu'ils nous lisent
cela du canon des livres divins... (2). »

On estimera avec raison que cette méthode est
essentiellement destructive, et on désirerait
peut-être qu'après avoir prouvé les négations, le
controversiste prouvât les assertions contraires,
c'est-à-dire qu'après avoir théologiquement
réduit à rien la doctrine protestante, il établit,

(1) *De actis cum Felice Manich.*, lib. I, cap. xvii.
De unitate Eccles., cap. xvii.
Il disait encore aux premiers : « Duo sunt quæ mihi
profers : unum, cum dicis Spiritum sanctum esse qui
loquitur; et alterum, cum dicis manifesta esse quæ loquitur. Utrumque abs te sine ulla dubitatione cognoscere
debui; sed non sum avarus : unum horum doce. » (*Contra
Epist. Manich. quam vocant fundamenti*, cap. xiv.)
Il disait aussi aux seconds : « Aliud autem evangelizat,
qui periisse dicit de cætero mundo Ecclesiam, et in parte
Donati in sola Aphrica remansisse dicit. Ergo anathema
sit. Aut legat mihi hoc in Scripturis sanctis, et non sit
anathema. » (*De unitate Eccles.*, cap, xiii.)
(2) L'on n'oublie pas que, si le controversiste commence
par exposer la doctrine catholique, c'est pour en donner
une exacte connaissance.

d'après les mêmes principes, la vérité du dogme catholique. Voilà bien la marche ordinaire que dans ces combats théologiques on avait suivie et qu'on devait suivre encore. Mais il ne faut pas perdre de vue l'unique but que Véron poursuivait, celui de prouver la fausseté du protestantisme. De la thèse établie découlait indirectement, mais sans conteste, la vérité du catholicisme ; car il n'y avait que deux parties en cause, et, l'une ayant tort, l'autre avait par là même raison (1). Serions-nous téméraire en affirmait qu'il y avait là aussi l'habileté du tacticien ? Tout en tenant compte, ainsi qu'il le dit lui-même, de l'intelligence du plus grand nombre, Véron se préparait, s'assurait le succès : comment le protestan-

(1) Il savait bien aussi, quand nécessité il y avait, suivre la méthode ordinaire. Nous en apporterons ici pour preuves ces quatre opuscules par lui publiés :

Preuves de la saincte messe par textes de l'Escriture-Saincte, produits par les SS. Pères séants es conciles des quatre premiers siècles..., prononcées à Saint-Germain l'Auxerrois..., Paris, 1623 ;

Traicté de la saincte messe et de la cène des ministres, alléguée en termes exprez et exposée par les SS. Pères séants es conciles des quatre premiers siècles..., Paris, 1627 ;

Le Purgatoire et la prière pour les fidèles trépassés, prouvés par texte de l'Escriture-Saincte, en la bouche des SS. Pères des quatre premiers siècles, Paris, 1623 ;

Les Professions de la foy catholique et de la prétendue réformée, opposées l'une à l'autre ; décidées et définies par les textes de l'Escriture-Saincte, alléguez des uns et des autres, et exposez par les SS. Pères des cinq premiers siècles en faveur des Catholiques, Paris, 1848.

tisme découvrirait-il en sa faveur des textes
évidents, des déductions inattaquables?

Tout cela explique les diverses qualifications
données par l'auteur à la méthode, par exemple,
celles de *nouvelle*, de *facile*, de *solide*; celles de
rendre muets, de *bâillonner les ministres*, de
convaincre de nullité leur prétendue religion.

Cette méthode, dit M. l'abbé Labouderie,
« a obtenu l'approbation des docteurs les plus
accrédités de Paris et des autres facultés du
royaume; celle des Jésuites les plus distingués
d'Allemagne et des Etats du Nord; celle du
pape Urbain VIII qui s'en fit rendre compte
par le cardinal Ludovisi, son neveu; celle des
assemblées du clergé de France en 1621, 1625,
1636, 1646 » (1). Enfin, près de quarante ans

(1) *Notice sur la vie de Fr. Véron et sur ses ouvrages*
au commencement de la *Règle générale de la foi catholique*, par ledit Véron, édit. de 1825, p. liij.
Relativement à l'approbation papale, il faut croire, ou à
une erreur de la part de l'abbé Labouderie, ou à une autre
lettre qui alors serait d'Urbain VIII, ou à une faute d'impression plusieurs fois répétée dans des ouvrages différents. En effet, la lettre écrite par le cardinal Ludovisi
porte, texte original aussi bien que traductions françaises,
et dans la *Méthode nouvelle, facile...*, Paris, 1623, et dans
l'*Establissement de la congrégation...*, Paris, 1624, et dans
la *Règle générale*, édit. de 1645, et ailleurs, la date du
10 décembre 1622. L'erreur typographique est difficile à
admettre. La supposition d'une lettre postérieure ne se
justifie pas suffisamment, car comment Véron ne l'eût-il
pas mentionnée? Reste donc la première hypothèse, et la

plus tard, la plus célèbre de ces réunions générales du clergé, celle de 1682, consigna l'appréciation suivante :

La quatrième méthode, dont on peut se servir utilement,
pour la conversion de ceux qui font profession de la
religion prétendue réformée, est de dire que les ministres ne pourront jamais montrer dans l'Écriture aucun de leurs articles controversés, et cela est très vrai...;
et l'on peut ajouter que, dans tous les passages qu'ils
mettent en marge de leur confession de foi, il n'y en a
pas un seul qui dise, ni en termes exprès ou équivalents,
ni dans le même sens, ce qu'ils veulent que l'on croie.

lettre serait de Grégoire XV. Disons encore que dans la
suscription le cardinal seul est nommé. Ce qui a peut-être
causé l'erreur, c'est que nous avons une lettre de Véron à
Urbain VIII sans date et sur le même sujet. Mais le controversiste a bien pu écrire au successeur de Grégoire XV,
comme il avait écrit à ce dernier. Quoi qu'il en soit, le
pape faisait dire à Véron, après rapport favorable sur les
livres et, par conséquent, sur la méthode du controversiste :
« In tanto vostra paternitas non perda tempo, ma seguiti
con ardore l'opera incomenciata... »

Si Leibnitz, en un endroit, dit de la Méthode : « Veronicus
recte fecit, dum secretionem in suis instituit, sed minus
recte a nostris exigit, ut verbotenus sine consequentiis
omnia in scripturis expressa demonstrarent, quæ postulatio
merito irrisa fuit et a sociis etiam deserta; » il porte ailleurs,
vraie contradiction de sa part, ce jugement plus équitable
et qui dénote une connaissance plus exacte tant de la
méthode que de l'usage qu'on en fit : «... On ne peut nier
qu'avec tout cela ledit P. Fr. Véron n'ait été un bon servi-
teur de Dieu et un fort pieux, docte et très zélé théologien,
de la *Méthode* duquel de grands évêques et controversistes
se sont fort utilement servis et se servent encore contre
les réformés... » (Citat. de M. l'abbé Laboudere, *Ibid.*,
p. LXII-LXIII).

C'est la méthode de M. Véron, qu'il a prise de saint Augustin... Il faut donc leur dire hardiment qu'ils ne peuvent prouver aucun de leurs articles contestés, ni combattre aucun des nôtres par l'Écriture, ni en termes exprès, ni par conséquences suffisantes, pour faire recevoir leur doctrine comme de foi, et rejeter la nôtre comme une erreur (1). »

III

CAMPAGNE DE 1620.

Le désir de se consacrer uniquement à ces luttes apostoliques contre les Protestants de France fit prendre à Véron, en 1620 ou à la fin

(1) *Mémoire contenant les différentes méthodes dont on peut se servir très utilement pour la conversion de ceux qui font profession de la religion prétendue réformée.*
Les trois méthodes indiquées précédemment étaient :
La première, de « prendre » les Calvinistes « par leur décret du synode de Charenton de 1631, par lequel ils reçoivent en leur communion ceux de la confession d'Ausbourg qui tiennent la présence réelle...; »
La seconde, de « leur dire ce que la lumière naturelle enseigne..., que quand il s'agit du salut, qui est la seule chose nécessaire, il faut toujours prendre le plus sûr...; »
La troisième, de « conférer amiablement avec eux, en leur montrant nos articles dans l'Écriture et la tradition... »
Nous dirons, enfin, que les frères Walembourg, s'ils ne se sont pas approprié la méthode de Véron, s'en sont largement inspirés dans leur *De Controversiis tractatus generales,* pour tracer les principes de leur *Methodus Augustiniana.*

de 1619 (1), une grave détermination, celle de quitter, avec les autorisations requises, la Compagnie de Jésus.

Je jugeais ces dites missions, écrit-il quelque part, être du tout nécessaires pour prosterner l hérésie ; mais plusieurs les estimaient impossibles. Je me résolus de franchir toute sorte de difficultés; et même pour cela me privai de la chose laquelle j'avais la plus chère en cette vie, de cette compagnie si docte et si vertueuse en laquelle j'ai toujours été nourri, n'y pouvant faire ces fonctions avec cette perfection (2).

De la Saintonge où s'ouvrit la campagne, le vaillant athlète se replia vers le diocèse de

(1) En 1619, Véron se nommait encore le *Père François Véron*, et, en 1620, il était désigné sous le titre de *Maistre François Véron, professeur en théologie*. C'est ce qu'on voit dans la *Conférence* publiée entre lui et le ministre Duchat, Paris, 1619, et la *Fuitte du plus ancien ministre...*, Paris, 1620. S'il ne sortit pas en 1620, il faut fixer la fin de l'année 1619. Par habitude, on l'appela depuis assez souvent *Père Véron*.

(2) La *Fuitte générale des ministres de Charenton et de Brye...*, Paris, 1622, p. 61.

Il écrivait précédemment à l'archevêque de Rouen, François de Harlay : « J'ay voué ma vie et mes travaux à ces exploicts-là. Je me suis privé pour cela seul, comme vous sçavez, de la chose que j'avois plus chère en ce monde, sçavoir de mon repos en une compagnie très docte et très pieuse : ayant franchi ce sault, il n'y a difficulté que je ne surmonte, et hazar, mesme de ma vie, que je ne coure volontiers pour des exploicts de si grande conséquence pour le service de Dieu, de l'Église et du roy, et si nécessaires pour le salut de tant de milliers d'âmes, qui se perdent à faute de secours. » (*La Fuitte du plus ancien ministre de toute la France, sieur de Beau-lieu...*, Paris, 1620, p. 4.)

Rouen, où il comptait dèjà de brillants exploits.
Une nouvelle victoire vint s'y ajouter aux anciennes (1).

Limai-lez-Mantes avait pour ministre Isaac
Chorin, gendre du ministre Beaulieu, et jouissant d'un certain renom de science parmi
les Protestants. Des ouvertures au sujet d'une
conférence furent faites à Chorin de la part de
Véron. Ce dernier vint de Paris pour presser
et mener à bonne fin les négociations entamées.
Quelques lettres furent échangées. Le missionnaire, craignant que l'occasion ne lui échappât, alla attendre le ministre à la sortie du
temple pour lui présenter un cartel, qui fut
accepté.

La conférence s'ouvrit sans retard, le
25 novembre 1620, « en présence de Messieurs
du clergé, du présidial, de la prévôté et élection
et de quelques cents personnes d'honneur, de
l'une et de l'autre religion (2). » Elle roula sur
l'Eucharistie. Le premier jour, on discuta pen-

(1) Véron disait à l'archevêque de Rouen : « J'ay eu
l'honneur de vous servir longtemps en vostre visite, donnant la chasse de tous costez aux ministres ; il ne me restoit que d'attaquer les deux du vicariat de Pontoise que
vous m'avez nouvellement envoyé terrasser. Je m'offre
d'aller revoir tous les autres de vostre archevesché, pour
tascher de faire choir ce que j'ay tant croullé et esbranlé...
(Lettre citée à l'instant, p. 3.)
(2) Ibid.

dant neuf heures. Le second, Chorin se retira alléguant qu'on ne voulait pas lui accorder, à son tour, l'offensive. Mais, le lendemain, le lieutenant général de Mantes mandait à l'archevêque de Rouen :

Nous avons eu le bien de voir par votre faveur M. Véron ; sa réputation nous était déjà assez connue, et la recommandation qu'il vous a plu faire de sa personne nous obligeait à le tenir en grande estime ; mais e vous puis assurer que le témoignage qu'il a rendu de sa capacité et de son mérite, tant en la chaire qu'en la conférence qu'il a eue avec le sieur Chorin ministre, dont je suis témoin oculaire et auriculaire, passe par-dessus tout ce qui s'est pu dire et écrire de lui. Il s'en retourne donc vers vous rempli d'honneur et de gloire... et nous laisse pour part de cette victoire que cette ville a été le champ du combat qui lui est demeuré... (1). »

Après le gendre, le vainqueur voulait combattre le beau-père qui habitait près de là. Bien que provoqué par Véron, qui alla lui-même proposer une conférence à Beaulieu, ce dernier ne voulut pas entrer en lutte (2).

(1) Lettre datée de Mantes, 27 novembre, et reproduite p. 6 de l'ouvrage précité. Le lieutenant général s'appelait Le Couturier.
(2) Sources : *La Fuitte du plus ancien ministre de toute la France, sieur de Beau-lieu*; *et les Actes de la confé-rence contre le sieur Chorin, ministre de Limay-les-Mantes...*, Paris, 1620; *Cartel de deffy, addressé aux ministres de La Rochelle, de Xaintonge, de Béarn...*, Paris, 1621.

IV

UN CONTRE TRENTE.

Ayant pris sans doute son quartier d'hiver à
Paris, Véron quitta, à la fin de juin, la capitale
pour aller dans le Béarn, qu'il avait choisi pour
être, en l'année 1621, le nouveau « lieu des
combats ». Du reste, le cartel avait été adressé
aux ministres de cette province, en même temps
qu'à ceux de la Saintonge.

Le vaillant champion s'arrêta quelques jours
à Bordeaux, où se tenait l'assemblée générale
du clergé. Il apprit alors que le synode de Basse-
Guyenne était réuni à Sainte-Foy, petite ville
qu'une journée séparait de la grande cité bor-
delaise. « Il me sembla dit-il, voir l'ost (1) de ces
anciens Philistins, desquels l'Écriture dit qu'ils
étaient campés proche des tentes d'Israël...,
et me résolus, pour la gloire de l'Église et le
salut des âmes, d'aller exprès dans le camp
ennemi ». Muni de l'autorisation de l'assemblée générale, il partit de Bordeaux le 18 septembre. Mais comment accomplir semblable
mission à Sainte-Foy, où gouverneur, sol-

(1) Le mot *ost* est du vieux français, et signifie *armée*.

dats, habitants appartenaient au calvinisme ?
A Castillon, sur la demande qu'il faisait d'un
gentilhomme pour l'accompagner, on lui indi-
qua le comte de Gurson, de la maison de Foix
et catholique zélé, qui habitait alors son château
de Fleix (1), peu distant de Sainte-Foy. Il s'em-
pressa de se rendre auprès de ce seigneur. Malheureusement un deuil de famille ne permit pas
à ce dernier de répondre personnellement à
l'invitation. Mais il se fit remplacer par ses gentilshommes et officiers. C'est ainsi que le défen-
seur du catholicisme fit son entrée dans la ville
occupée par les adeptes du calvinisme.

C'était l'heure du prêche. Véron pénétra
dans le temple et écouta avec la plus grande
attention le discours du ministre. A la sortie du
prêche, il salua le gouverneur et le représentant
du roi au synode, leur expliqua le but de sa visite, leur offrit des exemplaires de son cartel et
en distribua en même temps aux personnes
présentes. Les ministres étant encore dans le
temple, le gouverneur les informa de ce qui se
passait.

Véron se dirigea vers les halles. Le peuple

(1) Fleix ou Le Fleix est le village devenu célèbre par
les conférences qui s'y tinrent entre Protestants et Cath o-
liques en 1578-1579, et la paix qui s'y signa en 15⁰0.

accourut en foule. C'était pour lui nouveauté de
voir un prêtre, car il y avait près de soixante ans
qu'il n'en était apparu un seul dans la ville. Le
missionnaire prêcha « à l'apostolique » : une
pierre lui servit de chaire ou de tribune. Son discours dura une heure et demie. L'étonnement
fut grand, quand on l'entendit formuler son
cartel, développer et, suivant sa méthode, vérifier
ses thèses.

Tout à coup quelqu'un se présenta. Il
se disait venir de la part du synode. Dans la
crainte de tumulte, on entra dans une maison
voisine. Or, le nouveau venu n'était « qu'un ré-
gent en philosophie et jurisprudence » ; et il s'at-
tira cette réponse de Véron : « J'attaque les
chefs et non les carabins; je vous réserve après
la défaite des premiers. »

Ces « chefs » ne se présentant pas, l'athlète
revint chez le comte de Gurson pour y passer la
nuit. Le lendemain et le surlendemain, Sainte-
Foy le revit et le temple aussi, et les halles également : le temple où il fut de nouveau auditeur
attentif, les halles où il se montra orateur de
plus en plus provocant, car il qualifiait la conduite du synode de *fuite de trente ministres* devant un seul. « Ces attaques n'étant
pas assez fortes pour mettre le cœur au ventre

à ces pasteurs timides, ajoute-t-il, je les provo-
quai de nouveau » par une lettre aussi pressante que mesurée, mais qui, présentée deux
fois, n'eut même pas l'honneur d'un mot de
réponse (1).

Alors le provocateur à la lutte théologique
parcourut les rues de la cité, en disant qu'il
cherchait en vain ses adversaires. On lui dit
qu'ils tenaient une séance de leur synode. Ren-
seigné sur le local, il y dirigea ses pas, se
posta à la porte et, pendant une heure, offrit à
chaque ministre arrivant son cartel, avec prière
de le présenter au synode. Une nouvelle lettre
fut envoyée sans être mieux accueillie. Cependant la foule était grande qui attendait l'instant

(1) En demandant aux ministres une « conférence
amiable », il disait encore : « Je vous offre aussi toutes conditions que vous pourrez requérir pour la dispute ; nous
la ferons quand, où et en présence de qui il vous plaira ; il
ne s'y trouvera que ceux que vous nommerez, tant de
vostre party que du nostre, et en si petit nombre que juge-
rez estre à propos pour garder les édicts du roy qui ne dé-
fendent point ces conférences privées, comme l'expérience
l'a toujours monstré, s'estant faict plusieurs entreveües
sans recherche d'autre licence particulière ny par MM. les
ministres ny par les docteurs catholiques. » (Lettre datée
du 19 septembre 1621.)
Véron constatait le refus en ces termes : « Aucun de ces
incirconcis n'ose entrer dans le champ clos. Tous les errans
s'en estonnent, qui tous disaient à ma première arrivée,
qu'il n'y avait aucun de leurs trente pasteurs qui ne me
serrast le bouton. »

de la lutte. Véron l'encourageait, la félicitant de son empressement, car, disait-il, « il vaudrait mieux nous faire combattre, les ministres et moi, à coups de langue que de se battre à Montauban à coups de canon. »

Que faire, les « incirconcis » s'abstenant à ne pas se montrer? Se retirer ou livrer une sorte d'assaut. Ce dernier parti fut adopté. Véron monta à la salle du synode. Invité par le représentant du roi à ne pas pénétrer, Véron redescendit, mais ce fut pour attendre les ministres, leur adresser ses dernières sommations et leur reprocher leur lâcheté. Tout fut inutile (1).

V

POINTE A BERGERAC ET A MONTAUBAN.
RETOUR TRIOMPHAL.

Ne trouvant pas de preux à Sainte-Foy, Véron poussa une pointe à Bergerac, ville tel-

(1) *Victoire obtenue contre trente ministres assemblez au synode de Saincte-Foy...*, Paris, 1622, p. 9-22. Le récit est de Véron et adressé au roi. Une attestation de la vérité des faits a été donnée « par monseigneur le comte de Gurson et autres bien informés ». Elle se lit à la page 22. Si le représentant du roi et ceux qui l'accompagnaient ne crurent pas devoir en signer une, ils ajoutèrent « qu'ils recognoistroient en tout lieu qu'aucun des trente ministres n'avoit voulu entrer au combat. » (*Ibid.*, p. 21).

lement acquise au calvinisme qu'elle ne comptait que trois Catholiques. M. de Rambures y
tenait garnison, avec le titre de gouverneur.
Confiant en « la protection des armes du roi, »
le champion de la foi catholique fit afficher ses
thèses par toute la cité et même aux portes du
temple.

Le soir, il se rendit au prêche avec deux Ré-
collets. Le maire de la ville voulut le faire
sortir, mais il rencontra un énergique refus,
basé sur les édits du roi qui laissaient pleine
liberté sous ce rapport. L'appel à l'intendant
de justice demeura infructueux, car celui-ci
connaissait mieux la loi. Néanmoins, sur la
demande de ce magistrat, Véron consentit à
différer sa prédication jusqu'au retour du gouverneur, absent pour quelques instants.

Le lendemain, il retourna au prêche avec les
deux religieux. Après le discours du sieur
Pineau, qui était le premier ministre de l'endroit, il se leva, et, en présence de toute l'assemblée, présenta à l'orateur un cartel : il s'en-
gageait à réfuter le discours prononcé, et demandait une réponse le plus tôt possible. En
attendant, il développa, l'après-midi, ses thèses
sur la grande place du château.

Les jours suivants, il répétait les mêmes exer-

3

cices, allant au prêche le matin et parlant le soir sur la place publique.

Enfin, arriva la réponse du premier ministre : il faisait savoir que, « tout le synode assemblé à Sainte-Foy ayant refusé le combat, il serait estimé téméraire s'il l'acceptait (1). »

Véron reprit alors, faute d'antagonistes, le chemin de Bordeaux. Il rendit compte de sa mission devant l'assemblée. Le bruit courait que le roi qui assiégeait Montauban, ferait bientôt son entrée dans la ville rebelle. « Je désirai, écrit Véron, d'y entrer des premiers pour provoquer et combattre le ministre Chamier, renommé en cette ville et en toute la province. »

Ce ministre était Daniel Chamier, dont la conférence avec le P. Coton en 1600 fit du bruit et qui occupait un rang considérable dans le parti. Il s'occupait alors à stimuler le zèle et l'ardeur des assiégés.

Véron se joignit donc aux prélats que l'assemblée députait vers Louis XIII. Mais « le lendemain de mon arrivée à Piquecos, dit-il, un canonnier disputa d'une autre sorte et ma-

(1) *Ibid.*, p. 26 et suiv. On trouve, à la p. 30, l'attestation de M. de Rambures et de ses capitaines.

nière avec ce pauvre pasteur et le tua d'un coup
de canon. ».

La maladie décimant les troupes, le roi leva
le siège. Le controversiste se dirigea sur Paris,
à la suite de l'armée royale, « pour n'être pas
pris, ajoute-t-il, de ceux qui, s'ils me tenaient,
m'empêcheraient bien d'attaquer à l'avenir
leurs ministres (1). »

Ce fut un retour triomphal pour lui à tra-
verser la Saintonge où il avait combattu les
ministres l'année précédente.

A Saint-Jean d'Angely, le ministre se montra
sourd à la voix du provocateur. Mais, écrit,
ce dernier, « je le rencontre par hasard en la
rue en lieu où il ne pouvait se détourner. Je
l'attaque verbalement... Sa femme vient au secours, fait tant qu'enfin elle le tire de la presse,
le tance de sa témérité, lui remontre qu'elle lui
avait bien dit qu'il se gardât de me rencontrer
et lui reproche que je le tenais pris (2)... »

A Saintes, le consistoire se réunit aussitôt,
tant « l'alarme » était grande. Le maire se fit
l'interprète de l'assemblée auprès de Véron.
Celui-ci se borna à répondre qu'on « lui faisait

(1) *Ibid.*, p. 31-32.
(2) *Ibid.*, p. 33-37.

trop d'honneur » en l'estimant si redoutable (1).

A Pons, les choses ne se passèrent pas aussi
pacifiquement de la part de Véron. Six ou sept
fois, le temple le vit « auditeur » et les halles
« combattant, » bien que le ministre Constant se
dérobât à toute rencontre. Le sire de Pons (2)
joignit ses instances à celles du controversiste.
Le consistoire dut se réunir, mais ce fut pour
faire parvenir au seigneur cette réponse néga-
tive : « Le consistoire avait arrêté qu'eu égard
que M. Constant pouvait se méprendre en ses
paroles ou s'oublier, il ne devait conférer. »
Mais pareil danger était-il à craindre de la part
du ministre ambassadeur, Choquet ? Pendant
deux heures, Choquet opposa la puissance de sa
mauvaise volonté à toutes les ouvertures qui lui
furent faites ; et il s'en retourna « couvert de
honte, venu infortunément à Pons pour boire

(1) *Ibid.*, p. 38.

(2) La sirauté de Pons, fort ancienne, avait ou avait eu
jusqu'à deux cent cinquante fiefs dans sa dépendance.
Voici comment s'en faisait l'hommage. Le sire, armé de
pied en cap et visière baissée, se présentait devant le roi, à
qui il disait : « Sire, je viens à vous pour vous faire hommage de ma terre de Pons et vous supplier de me maintenir dans la jouissance de mes privilèges. » Le roi devait
lui faire don de l'épée qu'il portait alors au côté. (Expilly,
Diction., et *Diction. de Trévoux*.)

une partie du hanap de la confusion du faux
pasteur de Pons (1). »

VI

LETTRES-PATENTES DU ROI ET LE CONTROVERSISTE EN CHAMPAGNE ET BRIE.

Comme il arrivait que certains ministres se
retranchaient derrière les édits du roi, pour ne
point descendre en champ clos, le vaillant lutteur
s'adressa à Louis XIII qui aplanit les difficultés.
Le 19 mars 1622, des lettres-patentes furent
accordées, où on lisait :

A ces causes, étant bien et dûment informé du zèle,
doctrine et prudence dudit suppliant, nous lui avons
permis et permettons de faire ses prédications ès places
publiques, quand il le jugera à propos, et avoir conférences, tant avec les ministres qu'avec autres de la
religion réformée, en présence de quelque nombre mé-
diocre de personnes, et ce en tel lieu et endroit de cestui
notre royaume que bon lui semblera, et sans que, pour
quelque cause et prétexte que ce soit, il y puisse être
empêché ; entendant le tout, pourvu que ledit Véron

(1) *Victoire obtenue...*, p. 39-40.

ait la mission ordinaire des prélats des lieux où il se trouvera (1).

C'est muni de ces lettres-patentes que Véron entreprit sa mission en Champagne et Brie.

Mon procédé ordinaire, disait-il au roi, était cestui-ci. Désirant me transporter en quelques lieux, j'en donnais avis aux curés, maires et échevins ; les priais d'avertir les bourgs ou villages circonvoisins du jour et heure de mes prédications sous les halles ; et les informais de l'autorité particulière que j'avais de Votre Majesté par lettres-patentes scellées au grand sceau.

Parfois les localités, prenant l'initiative, invitaient le missionnaire à les visiter. Celui-ci se rendait au temple pour entendre la prédication. Les Catholiques l'attendaient dehors.

Je ne montrais pendant le prêche, continue-t-il, aucun signe de mépris, mais plutôt de respect, ôtant mon

(1) Ces lettres sont datées de Paris et reproduites çà et là dans les opuscules de Véron, et, entre autres, dans la *Corneille de Charenton...*, Paris, 1624, *in fine*.

Véron n'avait pas à tenir compte de la défense, de trois ans postérieure, portée par la congrégation de la Propagande, relativement aux *disputes publiques* en matière de religion. Mais nous ne voyons pas que, plus tard, il s'en soit bien préoccupé : la raison de cette conduite se trouve sans doute dans les principes gallicans qu'il professait. (Voir son *Traité de la puissance du pape*.) L'on pourrait dire, d'autre part, qu'il était en droit de s'estimer suffisamment autorisé par la lettre qui lui a été adressée de la part du pape régnant et dont nous avons plus haut transcrit un extrait.

chapeau par honneur civil, pendant qu'à raison de leurs cérémonies ils étaient découverts, sans toutefois jamais fléchir le genou ni faire autre acte de leur religion. Toutes les cérémonies finies, je me levais en présence de toute l'assistance, saluais le ministre descendu de la chaire, et, après quelques paroles de compliment,... je lui donnais un démenti d'avocat de ce qu'il avait enseigné, s'il avait proféré quelque chose contre l'Église romaine, ou, si ma présence l'avait retenu de ce faire, de toute sa confession d'erreur, et lui présentais des thèses imprimées que je publie partout.

Véron allait au-devant de la principale objection, en montrant au public les fameuses lettres-patentes. D'autres prétextes étaient alors allégués, tant les prédicants semblaient s'être donné le mot pour éviter le duel théologique !

Tout cela était discuté et réduit à néant par l'évangélique provocateur. Le colloque d'ordinaire durait une demi-heure sans amener d'autre résultat que de manifester davantage le mauvais vouloir. Alors, ajoute Véron, « je conviais le peuple de me venir ouïr en quelque place publique où j'avais fait disposer ma chaire, proche du prêche, et sortais du temple. Chacun me suivait, Catholiques et Huguenots, en si grand nombre ordinairement, que ma voix ne pouvait se porter par tout l'auditoire. Après avoir rappelé le cartel vainement adressé au ministre, le missionnaire produisait les preuves de ses thèses. La confrontation des textes sacrés relativement à leur intégrité ou à leur falsification occupait ou devait occuper une grande place dans le discours, qui dès lors se trouvait coupé par de nombreuses lectures. Ces sortes de prédications, qui duraient plusieurs heures, se continuaient dans chaque localité le lendemain et parfois le surlendemain. Souvent même, après être descendu de chaire, l'orateur, qui désirait surtout se mesurer avec les ministres, allait les provoquer jusque dans leur demeure.

Comme on le voit, le procédé du controversiste demeurait le même. Les lettres-patentes, en consacrant l'un, avaient donné, avec plus d'autorité plus de hardiesse à l'autre (1).

En six semaines, Véron évangélisa ainsi, dans la Champagne et la Brie, un grand nombre de villes et de bourgs qui comptaient des temples protestants. Si Vitry, Sézanne, Reims, Sédan et quelques autres lieux ne reçurent pas le visiteur apostolique, cela tint aux approches des

(1) En rendant compte de sa mission au roi, Véron s'exprimait en ces termes au sujet de ses voyages évangéliques : « Le premier a esté par tout le Xaintonge; le second en Gascogne ; mais le troisiesme est le premier que j'ay faict estant authorisé de V. M. par ses lettres-patentes. »

armées étrangères. Le glorieux athlète revint dans Paris, attendant le calme pour reprendre l'œuvre interrompue, ou, si ce calme se faisait trop attendre, se proposant de porter les armes du côté de Montpellier, ce qu'il accomplit un peu plus tard (1).

VII

L'ÉCRIVAIN LUTTEUR. — MESTREZAT MINISTRE DE CHARENTON.

A défaut de la parole, il mania la plume.

Depuis longtemps déjà il avait adressé aux ministres une série de propositions avec ces

(1) *La Fuitte générale des ministres de Champagne et de Brye et la confusion de leurs troupeaux, représentée au roy...*, Paris, 1622. Les citat., aux pages 15, 17, 6.

Précédemment Véron avait cherché, mais en vain, à avoir une conférence avec un des oracles du protestantisme, du Moulin. Il ne réussit pas davantage dans cette nouvelle mission : il vit également son cartel refusé par le célèbre professeur de Sédan. (*Ibid.*, p. 39.)

A la Fère-Champenoise, il accostait un ministre qui avait aussi décliné le combat. « Je luy donne, dit-il, la salue guerrière ; tout le peuple s'attroupe ; je luy fais mille deffys, je luy maintiens ce que j'avois dit en public dans la place, je le presse avec mille instances ; mes patentes luy ostent toute sorte d'excuses. Il refuse néantmoins, et fuit d'autant plus ignominieusement que je le poursuivois avec plus d'instance et devant une grande multitude de peuple. » (*Ibid.*, p. 46.)

mots : « J'offre la carte blanche *sur ces thèses*
à tous les ministres, spécialement au sieur du
Moulin, prêt de conférer sur icelles, où, quand,
comme et en présence de qui ils voudront et
avec toutes les conditions qu'ils désireront (1). »
Le silence demeurait la seule réponse. Les ministres de Saintonge avaient essayé une justification de leur défaite ou de leur retraite. Constater le silence d'une part, réfuter les alléga-
tions de l'autre, tel fut l'objet d'une lettre qu
parut,en 1623,adressée à l'évêque de Saintes (2).
La même année, dans une autre lettre rendue
également publique, il signalait au roi, comme
l'œuvre des Protestants, un certain nombre de
falsifications de la Bible, et prenait en ces termes
l'engagement de prouver ses assertions : « Je
m'oblige, à la peine de ma vie, de convaincre
ces faussaires de ces falsifications en la présence

(1) *Propositions générales adressées à tous les ministres
et à tous ceux de la religion prétendue réformée, contre
toute leur confession de foy, le Bouclier de du Moulin et
tous les livres des ministres,* p. 37 et 40 du *Sommaire
de la Méthode de rendre muets les ministres...,* Paris,
1621.
(2) *La Fuitte honteuse du sieur du Moulin... et réfutation des calomnies des ministres de Xaintonge...,* Paris,
1623. Il terminait cette lettre en disant au prélat qu'il
espérait « refaire la visite de ces pauvres troupes esgarées »
du diocèse de Saintes et « monstrer en effet à leurs *ministres fuyarts* » qu'il n'était pas « ministre, mais *chasse-
ministre* ».

des juges qu'il plaira à V. M. déléguer ou devant V. M. même, s'il lui plaît honorer cette action de sa présence, comme Henri le Grand, d'éternelle mémoire, favorisa de la sienne celui qui convainquit le sieur du Plessis d'avoir altéré les écrits des saints Pères (1). »

Un ministre de Charenton, Mestrezat, avait publié un livre sur l'Eucharistie : *De la Communion à Jésus-Christ,* dans le but de réfuter les traités des cardinaux Bellarmin et du Perron. S'attaquer à d'aussi illustres auteurs, n'était-ce pas une trop grande témérité? « Timides lapereaux qui tirez les moustaches de deux lions morts, que vous n'eussiez osé envisager vivants; faibles Thersites, plus petits et contrefaits en esprit que cet autre ne l'était en son corps, qui attaquez nos Achilles, pensant vous donner de la gloire par la qualité de ces grands personnages..., j'entre dans les barrières et lices du combat, disciple de ceux à qui vous avez osé témérairement vous prendre, et vous y provoque, bien autorisé pour ce faire par lettres-patentes du roi. » Ainsi ripostait Véron. Malheureusement encore Mestrezat avait trop puisé dans les livres de Turretin et de du Moulin. Aux

(1) *Les Justes Plaintes de l'Église catholique sur les falsifications...,* Paris, 1623, *Au roy.*

yeux de Véron, c'était un vrai plagiat. S'inspirant d'un souvenir classique, il comparait le ministre à une corneille ornée des plumes d'autres oiseaux et il se proposait de la dépouiller de sa chétive parure d'emprunt : *Moveat cornicula risum* (1).

Le *Hibou des Jésuites* fut la défense de Mestrezat (2). Le titre indique bien que l'adversaire n'était guère ménagé. La réplique ne se fit pas attendre sous le nom de *Réponse au Hibou de Charenton*. Mestrezat y était représenté non seulement comme *faussaire*, mais aussi comme *larron des écrits du spalatin de Dominis*.

VIII

L'ATHLÈTE DÉSIRE DES AUXILIAIRES POUR OPÉRER SUR UN PLUS VASTE TERRAIN.

Après avoir été gratifié des lettres-patentes du roi, le missionnaire ajoutait à son titre de *docteur* et *professeur* en théologie celui de *pré-*

(1) *La Corneille de Charenton, despouillée des plumes des oyseaux de Genève et Sedan...*, Paris, 1624, p. 3, 8.
(2) Bayle avait attribué le *Hibou* à Drelincourt; mais l'auteur de l'article *Mestrezat*, dans la *France protestante* restitue l'œuvre à son véritable auteur.

dicateur de Sa Majesté pour les contro-
verses (1). Mais depuis longtemps déjà il désirait avoir de zélés collaborateurs dans ses nobles
luttes contre l'hérésie. Les évêques de France
avaient approuvé le dessein et Rome l'avait
béni. L'autorisation royale était ardemment
sollicitée par le promoteur. Il s'agissait de l'é-
tablissement d'une congrégation qui aurait été
placée sans l'autorité des assemblées générales
du clergé et sous la direction de l'ordinaire
dans chaque diocèse. On devait faire appel aux
facultés de théologie et aux ordres religieux,
car on requérait dans les membres l'union de
la science et de la vertu. C'était l'extension,
et par les mêmes moyens, de l'œuvre entreprise
par Véron : on retrouve dans le règlement pro-
posé les conférences avec les ministres, les
prédications sur les places publiques, l'assistance aux prêches. L'affiliation à la Propagande
de Rome s'imposait à cette congrégation. Il
était facile au roi, dans la collation des béné-
fices, de procurer les ressources nécessaires (2).

(1) Voir les *Justes Plaintes de l'Eglise catholique* et la
Corneille de Charenton.
(2) *Establissement de la congrégation de la Propagation de la foy...*, Paris, 1624; *Au roy*, dans *Méthode nouvelle, facile et solide, de convaincre de nullité la religion
prétendue réformée*, Paris, 1623.

Malgré de nouvelles instances du promoteur, l'adhésion de plusieurs docteurs et religieux, une approbation subséquente de l'assemblée du clergé de France, on ne voit pas que le projet ait jamais eu sa réalisation com·plète (1).

Mais, d'autre part, ces grandes assemblées se montraient assez généreuses à l'égard de l'ardent missionnaire : elles lui allouaient une pen·sion, et le gratifièrent plusieurs fois d'allocations pour l'impression de ses œuvres de controverse. Il put même se qualifier « d'écrivain » et de « député » de « nos seigneurs du clergé pour répondre aux ilvres des hérétiques (2). »

---

(1) Voir le *Pacifique de la France ou l'union souscrite par les ordres réguliers et séculiers pour la réduction de ceux de la religion prétendue réformée*, par Véron, Paris, 1624.

(2) Voir, en particulier, une supplique, B. N., Impr. dans *Invent.* D. 22,116. In-8°.

M. l'abbé Laboudrie précise en ces termes : « Elles· (les assemblées) lui allouèrent une pension de 600 fr. pour sa subsistance, et s'obligèrent à payer diverses dépenses qu'il pourrait faire pour la bonne œuvre dont il était chargé. L'assemblée de 1641 continua cette libéralité, qui avait éprouvé momentanément une réduction de 200 fr. et celle de 1645 la porta à un taux plus élevé. »

Cet historien raconte encore que les États du Languedoc « assignèrent un fonds » pour l'entretien du controversiste qui menait campagne dans cette province, et en le priant de continuer le plus longtemps possible. (*Ouvr. cit.*, p. ix et x.)

IX

UNE CAMPAGNE EN LANGUEDOC.

Une campagne dans le Midi de la France fut décidée et menée à bonne fin. Nîmes, Aigues-Mortes, Montpellier, Béziers, Alais et tout le Bas-Languedoc furent successivement le théâtre de luttes, ardentes toujours, longues parfois. Véron eut à se mesurer avec un grand nombre de ministres, parmi lesquels il faut citer Bansillon, d'Aigues-Mortes; Faucher, de Nîmes; Croy, de Béziers; Le Faucheur, de Montpellier; Desmarest, d'Alais; La Faye, de Gignac. Suivant l'usage, le cartel s'offrait d'ordinaire au temple. Dans l'action, on suivait les règles de la stratégie, chère à l'un et qui s'imposait fatalement aux autres. Les assistants faisaient foule, en sorte que parfois l'on était obligé d'avoir recours aux archers pour maintenir l'ordre et commander le silence.

A Aigues-Mortes, pour mentionner deux faits, les athlètes croisèrent les armes pendant trois semaines, à Montpellier pendant vingt-deux jours. Si dans la première ville Bansillon seul, avant de succomber, para tant bien

que mal les coups, dans la seconde les quatre
ministres qu'elle comptait se succédèrent sur le
terrain sans être plus heureux, car, ajoute le
vainqueur, « j'eusse continué en ces exercices
davantage, n'eussent été les plaintes des ministres
sur ce que je me trouvais à leur temple, les défenses qu'ils firent à tous ceux de leur parti de
de me venir ouïr (1). »

Malgré l'ardeur déployée dans l'action, le plus
souvent la courtoisie régnait entre les combattants. Il arrivait même que, les armes déposées,
ils prenaient leurs repas en commun.

Véron s'est chargé de nous faire connaître avec
quelle modération et quels égards il formulait
ses provocations.

Avant de présenter, dit-il, mes cartels de défi au ministre
et lui donner en effet une espèce de démenti de ce
qu'il a dit au milieu de son temple, je le salue avec
profonde révérence devant son assemblée; je loue son
éloquence et ce que je peux avoir remarqué de recom-
mandable en son prêche, et commence mon action lui
demandant instruction de ce qu'il a dit, avec protesta-
tion d'être prêt de faire profession de sa religion *au
cas qu'il me montre un seul article controversé de tout
ce qu'il a dit en son prêche selon sa confession de foi
dans sa Bible;* je proteste que tout ce que je prétends

(1) Des Actes de la conférence entre Véron et Bansillon
se trouvent aux mss. de la Bibliothèque de Nîmes. (De
Backer, *op. cit.*, n° 71-70.)

n'est que de nous unir en sentiment de religion ; je remontre que cette union est nécessaire, même pour la
tranquillité et le repos public ; que nous sommes tous
Français et frères et qu'il faut tâcher de nous accorder
par tous moyens... ; qu'il vaut mieux traiter à coups de
langue, produisant chacun, comme il pourra, l'Ecriture
sainte, qu'à coups de canon... J'accompagne mes paroles
de baisemains et salutations respectueuses du sieur
ministre, et, selon l'occasion et qualité des assistants,
j'accole l'un, j'embrasse l'autre, avec mille paroles em-
miellées. Ainsi disant et faisant, je sors hors du temple
avec joie, contentement et acclamations publiques, et
nous nous acheminons tous vers mon théâtre.

La campagne dut être des plus laborieuses
pour le champion de la cause catholique.
D'autre part, il fut loin de rencontrer partout
la bienveillance. Mais il en prenait apostolique-
ment son parti.

Je ne dis rien, écrivait-il, des injures et opprobres
qu'il faut endurer, les recevant pour éloges à raison
de la cause ; et sont aussi trop, même humainement,
récompensés par l'applaudissement et louanges des
Catholiques. J'ai couru aussi plusieurs risques de vie
en plusieurs occasions. Qui veut se dévouer à ces missions se doit disposer à toutes extrémités de travaux,
injures et même périls de vie, et dire avec l'Apôtre :
*Nec facio animam meam pretiosiorem quam me,
dummodo consummem cursum meum* (1).

(1) *Relation du voyage en Languedoc du P. Véron*

Si les victoires furent brillantes, les conquêtes eurent du prix, moins peut-être par leur nombre que par leur importance. Parmi les convertis, on citait les *barons du Pouget, Vendémian, Pouzols, et autres seigneurs et officiers du roi.* Le vainqueur fit hommage de ces conquêtes à Louis XIII : « Ce sont là, lui disait-il, les dépouilles des combats hardis que j'ai rendus par tout le Languedoc (1). »

Sur d'autres points, la soumission était en voie de s'opérer. A l'avenir de parfaire l'œuvre. On parlait même d'une « vingtaine de ministres » qui étaient prêts « à abjurer leur hérésie et quitter leur fausse profession. » Pour faciliter cet heureux retour, Véron sollicitait de l'assemblée du clergé la promesse de « les soulager, en la pauvreté qui les presserait quittant leur ministère, du revenu duquel ils » pussent sustenter « leur pauvre vie (2). »

---

envoyé du roy pour la réduction des dévoyez..., Paris, 1625 ; opuscule qui était adressé à l'assemblée du clergé siégeant dans la capitale. Pour les citations, pp. 11, 12, 26.

(1) *Les motifs de la conversion des barons du Pouget...*, Paris, 1625. *Au roy.*

(2) *Relation du voyage en Languedoc...,* p. 5. !

X

DUEL THÉOLOGIQUE A CAEN.

Véron ne cessait d'adresser des défis aux avocats nés ou attitrés du protestantisme (1). C'est sans doute à la suite d'un de ces défis qu'eut lieu entre lui et le ministre Bochart un duel théologique qui eut, à l'époque, tant de retentissement.

Bochart était neveu de Pierre du Moulin. Il avait été témoin de l'assaut que de Langle avait, avec vaillance, mais sans succès, soutenu contre l'intrépide champion de la foi catholique. Il jouissait d'un certain renom de science théologique parmi ses coreligionnaires. Il se trouvait alors revêtu des fonctions de ministre dans la ville de Caen.

C'est dans cette ville qu'avec la permission du roi on commença à croiser les armes, à la fin de septembre 1628, et qu'on continua neuf jours durant, en présence du duc de Longueville, et des principaux habitants de la cité. Le

(1) Nous trouvons même un spécial *Cartel et deffy charitables, adressés aux sieurs ministres de la religion prétendue réformée par toute la Normandie*, Caen, 1628.

terrain choisi et disputé était le dogme de l'Eucharistie.

L'athlète catholique publia les *Actes* de cette conférence et les adressa aux ministres de Charenton (1). Il en fit un *Abrégé* à destination du consistoire réuni dans cette même localité (2). En cet abrégé, il raconte qu'au neuvième jour Bochart se retira pour ne plus revenir, malgré sa promesse, et il continue en ces termes :

Le sieur Véron en prit acte par un sergent et fit sai-sir les livres des fuyards, demeurés sur le champ du combat, de valeur de quelques 100 écus. La cause plai-dée devant Monseigneur de Longueville, il fut jugé que la saisie tiendrait jusques au retour du fuyard. Condamné d'appréhension, il tomba en délires et très grièvement malade ; de quoi relevé, sur ce qu'il fut pressé derechef, il retomba si grièvement que les mé-decins le jugèrent à mort ; et la cause de son mal était la conférence. Sur cela le sieur Véron, qui ne voulait pas la mort du pécheur, désista de ses poursuites, lui donnant deux ans de terme, après lequel il doit retourner à Caen.

Bochart, de son côté, publia sur le duel un historique qu'il prétendait être plus conforme à la vérité. Naturellement il se plaisait à s'attri-

(1) *Actes de la conférence...*, Caen, 1629.
(2) *Abrégé des Actes de la conférence...*, Paris, 1629.

buer la victoire, et son style, au point de vue des convenances parlementaires, ne le cédait en rien à celui de Véron (1).

Ce dernier aiguisa sa plume et multiplia ses répliques. Des chaires qu'il occupait, descendaient des paroles non moins acerbes. Des sommations légales étaient même adressées au ministre : celui-ci devait reprendre la conférence ou avoir la générosité, au moins par son silence, de convenir de sa défaite (2).

Bochard porta ses plaintes jusqu'au trône. Sur l'ordre du roi, le parlement de Rouen intervint pour faire « inhibitions et défenses, tant audit Véron qu'audit Bochart, d'écrire l'un contre l'autre, ni de prêcher aucunes paroles injurieuses, ni faire aucune conférence et assemblées sans notre expresse et particulière permission. » Comme le souvenir du brillant duel, toujours vivant au sein de la ville de Caen, y produisait encore de l'agitation, le parlement faisait également défenses aux « bourgeois et habitants de Caen, de quelque qualité

(1) A. de Backer, *op. cit.*, nᵒ 28.
(2) Voir, en particulier, *Triomphe de la vérité sur le sujet de la saincte messe...*; — *Response entière au livre intitulé : Actes de la conférence...*; dans cette *Response*, se trouvent mentionnées diverses réfutations précédemment publiées ; — Arrêt du parlement de Rouen que nous allons citer tout à l'heure.

et condition qu'ils soient, de s'assembler, que-
reller ni provoquer l'un l'autre, de fait ou paroles offensives, sous prétexte de religion ou
autrement, à peine d'être contre eux procédé
comme perturbateurs du repos et tranquillité
publiques. » Enfin, il était interdit « à tous libraires et imprimeurs d'imprimer ni exposer
en vente aucuns libelles et discours sans expresse
permission, sous peine de punition corpo-
relle (1). »

Le résultat pratique de la rencontre s'affirma
dans un fait : les nombreuses conversions qui
la suivirent de plus ou moins près ; en sorte
que, preuves en main, l'athlète catholique pouvait dire au roi : « Je présente à Votre Majesté
ces conversions de trois cents·cinquante de nos
sujets à l'Église catholique en votre ville de
Caen et aux environs, tout le reste de la compagnie des errants restant fort douteux ou
ébranlés en leur fausse religion... (2). »

(1) Arrêt du 18 janvier, 1631, B. N., *Fonds franç.*,
ms. 20,965, fol. 234,235.
(2) *Les Conversions de trois cent cinquante personnes de
la religion prétendue réformée..,, présentées au roy*, Caen
et Paris, 1631, d'après de Baker. Cette pièce est suivie de
plusieurs attestations et de différentes listes de personnes
converties.
On peut voir, dans de Backer, *op. cit.*, nᵒˢ 27-44, la liste
des autres ouvrages publiés par Véron sur la conférence
ou au sujet de la conférence de Caen.

XI

QUATRE MINISTRES DE CHARENTON.

La controverse écrite marchait toujours de
pair avec la controverse orale. Parmi les nouveaux ouvrages de Véron, nous avons à signaler d'abord la *Réponse aux livres des quatre
ministres de Charenton.*
Nous avons déjà fait un peu connaissance
avec un de ces ministres, Mestrezat, qui, originaire de Genève, paraît avoir eu plus de ta-
lent oratoire que de science théologique. Trois
autres apparaissent sur la scène : Aubertin,
Drelincourt et Daillé. Le premier était né à
Châlons-sur-Marne et passait pour un des plus
savants du parti; Châtellerault vit naître le second; Sedan fut le berceau du troisième. Aubertin avait quitté, en 1631, le ministère de
Chartres pour celui de Charenton. Ministre de
Charenton depuis 1620, Drelincourt se fit un
nom comme prédicateur et comme écrivain.
Mais, s'il fut plus populaire, il ne demeura pas
aussi célèbre que Daillé (1). Ce dernier était

(1) On prête à Balzac ces mots à l'adresse de Drelincourt :
Cum talis sis, utinam noster esses !

entré dans la maison de du ¦Plessis-Mornay
en qualité de précepteur des deux petits-fils du
vieux champion de la cause protestante. Dans
un voyage qu'il fit avec eux en Italie, il vit
Fra-Paolo qui lui conseilla en vain de se fixer
à Venise. De retour en France, il fut nommé
ministre à Saumur et, peu de temps après,
en 1626, à Charenton.

Le docteur catholique produisait une seconde
réfutation de l'œuvre de Mestrezat, la *Communion à Jésus-Christ*.

Il faisait ressortir l'étrange témérité d'Aubertin, prétendant établir, dans un ouvrage
publié en 1626 sur l'auguste sacrement, que
l'enseignement de saint Augustin s'accordait
avec la doctrine protestante.

Telle fut la seconde partie de l'œuvre de
Véron, car la première fut consacrée à Drelincourt et à Daillé.

Drelincourt avait, en 1630 (1), lancé dans le
public un *Abrégé des controverses*. Ce n'était
pas autre chose qu'un *sommaire* des prétendues *erreurs de l'Eglise romaine avec leur*
prétendue *réfutation*. Véron opposa la vérité
catholique avec ses preuves: Trois années au-

---

(1) De Backer, *op. cit.*, n° 63, assigne l'année 1628.

paravant, en 1627, le ministre avait livré aux presses un traité du *Jubilé des Eglises réfor-- mées*. Le théologien catholique s'appliqua, en même temps, à démasquer ce qu'il appelait crûment les *bouffonneries*, les *menteries* et les faibles raisons de cet ancien travail (1).

Le plus redoutable adversaire eût été Daillé, s'il ne se fût mis immédiatement en dehors des règles théologiques. Il s'agit du *Traité de l'em-- ploi des saints Pères*. Quelle est aujourd'hui leur autorité dans les questions religieuses ? Selon Daillé, elle est de très peu de valeur pour ces deux raisons : il est bien difficile d'avoir une idée vraie, précise, rigoureuse de leur opinion sur les ma-- tières controversées ; et, parvînt-on à ce résultat, ce ne serait pas encore assez, car, tout saints qu'ils sont, ils n'ont pas été gratifiés de la prérogative de l'infaillibilité (2). Aussi ne devons-nous pas être

---

(1) On peut voir dans le P. de Baker, *op. cit.*, n° 25, quelques autres réfutations dues à la plume de Véron.

Il est tout à fait probable, sinon certain, — Véron ne différant guère la réplique — que c'est vers cette époque que ce dernier composa et publia son *Traicté où est la vraye Eglise et des afflictions des hérétiques*, pour répondre au *Triomphe de l'Eglise sous la croix ou la gloire des mar-- tyrs*, ouvrage que Drelincourt fit imprimer à Genève en 1629.

(2) *Response aux livres des quatre ministres de Charen-- ton...*, Paris, 1633. Véron réédita, à sa manière, en 1645 ; sa *Response* particulière à l'*Abrégé des controverses* de Drelincourt (de Backer, *op. cit.*, n° 63).

surpris d'entendre Véron, dans son *Vrai juge et jugement des différends*, appeler Daillé *nouveau pyrrhonien, indifférent en religion, contraire à ses collègues et à son parti* (1).

L'emploi des saints Pères avait paru en 1632. L'année suivante, paraissait l'*Apologie pour les Églises réformées;* nouvelle élucubration que le docteur catholique ne laissa pas sans réponse dans le *Schisme et hérésie damnable des ministres de Charenton et de leurs adhérents,* s'efforçant d'établir qu'ils *sont tous en voie de l'enfer* (2).

·XII

LE JOUTEUR DÉGUISÉ.

Précédemment (3), Véron et Daillé avaient

(1) Il lui disait assez courtoisement, p. 1 : « J'ai leu vostre livre publié depuis quelque huit jours. J'y louerois l'érudition qui y paroist et jugerois par iceluy que vous fussiez bien versé dans la lecture des conciles et saincts Pères, n'estoit que ce n'est qu'une estendue de ce que vous avez trouvé en la *Nouveauté du papisme et du juge des controverses,* du sieur du Moulin..... »

On peut lire aussi l'*Innocence en la foy des saincts Pères contre les énormes hérésies desquelles les accuse tous le calomniateur Daillé...,* Paris, s. d.

(2) Si l'*Apologie* porte le millésime de 1633, le *Schisme et l'hérésie damnable* sont s. d. n. l.

(3) Nous ne saurions préciser la date de ces essais de con-

essayé leurs forces dans une joûte qui prit fin par la retraite du ministre et son refus de la recommencer (1).

Véron raconte en ces termes ce qui donna lieu à la joûte :

Sortant, trois ans y a, de l'académie française que j'ai tenue à la fin de cet été en l'église de Saint-Yves pour l'instruction familière des errants en la foi, leur donnant liberté de me proposer leurs difficultés, M. Soulphour, confesseur des mères carmélites, m'avertit qu'il avait un sien cousin de la religion prétendue réformée, qu'il eût désiré d'aider par mon moyen, mais que les impressions mauvaises qu'il avait reçues par son ministre..., faisaient qu'il ne me voudrait pas écouter. — Il ne me connaît peut-être que de nom, lui dis-je ; changeons-le : nommez-moi *de la Fons* ; aussi suis rené sur les fonts du baptême.

La proposition fut acceptée. Véron se rendit

férence. Ils ont eu lieu, d'après l'ouvrage qui va nous servir de guide, lorsque Daillé était ministre de Charenton, et Aubertin ministre du *Pont Tranchefétu et Favières lez Chartres*. Or, nous le savons, le premier était ministre de Charenton dès 1626; et le second cessa d'être ministre du Pont Tranchefétu en 1631. C'est donc entre ces deux dates qu'il faut placer ce qui fait l'objet de notre narration.

(1) Nous suivons et citons souvent littéralement le récit publié par Véron et qui présente les caractères désirables de véracité. Il a pour titre : *Conférence du P. Véron avec le sieur Daillé, ministre de Charenton.* L'exemplaire que nous avons eu entre les mains est sans millésime, et le P. de Backer n'assigne non plus aucune date à l'opuscule.

incontinent chez le susdit cousin, qui portait l'épée et était seigneur d'Avernes, près Pontoise.

La conversation, après échanges de politesse, se concentra sur les points controversés. Il ne fut pas difficile à Véron, armé de sa méthode, de pousser le gentilhomme dans ses derniers retranchements. Réduit à l'impuissance, celui-ci promit au vainqueur un *homme* qui saurait le vaincre à son tour. On se sépara sur cette parole.

Un autre entretien eut lieu le lendemain, non chez le gentilhomme, mais au domicile même de Véron. Le seigneur d'Avernes désirait ardemment revoir *cet honnête homme*. De plus en plus étonné, il promit de nouveau le futur vainqueur. « *De la Fons* réciproquement réitéra ses offres, et de plus ajouta que, sur ce qu'il savait que les ministres fuyaient ces lices, pour les y faire entrer insensiblement il se déguiserait, se revêtant d'un autre habit. » Ce futur vainqueur devait être Daillé. On résolut d'aller le trouver en sa propre demeure.

Le vendredi — c'était le jour convenu — dès le grand matin, notre prétendu *de la Fons*, revêtu d'un habit court, bien chamarré, mais noir en couleur pour ne point changer entièrement l'habit ecclésiastique, va trouver le sieur d'Avernes qui demeurait avec le sieur de Courcelles (1) ; le sieur Soulphour s'y trouve aussi ; et s'acheminent tous à la maison du sieur Daillé. Les deux hommes d'épée heurtent la porte ; *de la Fons* s'écarte un peu, craignant d'être reconnu ; enfin, après quelques difficultés faites par le ministre,... nous sommes tous reçus à recevoir quelques éclaircissements en matière de religion.

Le sieur d'Avernes propose ses difficultés, suivant en cela les avis qu'il a reçus de Véron. Le prétendu *de la Fons* paraît être simple auditeur. Quelquefois cependant il s'oublie, se mêle au débat et déconcerte le ministre, qui jette des regards scrutateurs sur le « court vêtu ».

Après trois heures de cette sorte de combat d'escarmouches, l'action se circonscrit entre le ministre et le nommé *de la Fons*, qui procède d'après les principes stratégiques de Véron. Le ministre « s'étonne de se voir ainsi pressé par le prétendu *de la Fons* de courte robe et par la méthode imprimée par le P. Véron ; il envisage fixement celui qu'il instruit ; et, après plusieurs réflexions : Assurément vous êtes le P. Véron. — Oui, lui répond le prétendu *de la Fons*, à votre humble service. — Il s'estomaque contre le sieur

(1) Véron dit de ce seigneur de Courcelles : « Un Saul autrefois, et, depuis un an et plus, un Paul converty à la religion catholique, avec Madame sa femme, après de longues instructions..... » (*Op. cit.* p. 5).

4

d'Avernes de lui avoir amené un tel homme.
— Ne vous en prenez pas à lui, Monsieur, car
je vous assure qu'il est innocent, ne sachant pas
qui je suis...; il m'a fallu changer de nom pour
le pouvoir arraisonner, et d'habit pour vous
aborder, qui fuyez ces lices... Mais puisque je
me trouve ici, me servant de l'occasion, je vous
présente moi-même ce *Cartel de défi charitable*
qui n'est pas défendu par les édits des duels. »
Tout ce que put obtenir le provocateur, c'est
que Daillé ne *s'enfuirait pas de son logis* pour
éviter l'attaque. Véron s'engagea à revenir avec
le seigneur d'Avernes le jeudi suivant. « Et sur
ce, après plusieurs compliments de ma part, et
maigre chaire de la sienne, nous sortons de son
logis. »

Le prédicateur catholique et son catéchumène
tinrent parole. Ils étaient accompagnés du pré-
sident Baillif et de deux autres personnages.
Daillé était bien chez lui; mais, quelques instances qu'on fît, il refusait absolument d'entrer
en conférence. Les anciens qui habitaient la
même rue que le ministre, vinrent fortifier son
refus de leur opposition. Cependant, mis au
défi par Véron de trouver un seul mot biblique
en faveur de la croyance protestante, il essaya,
mais sans succès, de relever le défi. Alors

« nous sortons joyeux du triomphe de la vérité et de la confusion de l'erreur, après quelques compliments de ma part, le sieur ministre bien fâché me criant que *je ne revinsse plus et qu'il protestait que jamais il ne me parlerait au sujet de religion* (1). »

Dans deux autres circonstances, Véron revint; mais ce fut pour se voir impitoyablement éconduit (2).

XIII

LE CÉLÈBRE DU MOULIN.

Véron ne perdait pas de vue les autres ministres. Il eut à rompre des lances avec Pierre du Moulin, dont l'illustration dans le parti datait déjà de loin.

(1) Véron cite parmi les Calvinistes présents à cette entrevue : les avocats Tartif et Gourmandière, et Boyer, ancien de Charenton. (*Op. cit.*, p. 17). Les citations se lisent aux pages : 1, 6, 7, 12, 14, 17.

(2) La première fois, Daillé refusa l'entrée de sa demeure. La deuxième, il apostropha ainsi Véron : « Ne vous ay-je pas dit que je ne voulois pas que vous vinssiez en ma maison, que je ne vous parlerois point? » Et, comme on ne s'empressait pas de sortir, il menaça de *crier à la force.* Force fut donc de prendre le chemin de la porte. (*Ibid.*, pp. 20 et 22).

Dans le cours du récit, Véron cite plusieurs notables conversions, et entre autres celle du seigneur d'Avernes.

A vingt-quatre ans, Pierre du Moulin professait la philosophie à l'université de Leyde
et comptait au nombre de ses élèves le jeune
Hugues Grotius, dont le génie précoce pré-
sageait la gloire. Nommé ministre en France
et sans doute à Ablon, en 1599 (1), il fut
appelé, peu de temps après, en qualité de cha-
pelain auprès de Catherine de Bourbon, devenue
l'épouse de Henri de Lorraine, duc de Bar. A la
mort de cette princesse, il reprit son ministère
pastoral, pour le continuer à Charenton. En
1615, sur la demande de Jacques Ier, il passa en
Angleterre, où il s'occupa de la réunion des
Églises protestantes. Après avoir desservi quelque quinze ans l'église de Charenton, il se retira
à Sedan. Une chaire de théologie lui fut confiée
par le duc de Bouillon. Et là, aussi bien qu'à
Charenton, il tenait vallamment la plume pour
défendre sa croyance.

Ce n'était pas la première fois que Véron se
mesurait avec cet illustre adversaire. Jadis,
mais toujours inutilement, il l'avait provoqué à
une lutte en champ clos. Une fois, il constatait
le fait en ces termes dans *l'Abrégé* de sa méthode : « Je fis ressentir le tranchant aigu de ces

(1) La *France protestante* commet une erreur en le faisant nommer à Charenton, dont le temple date de 1606.

glaives aux lieutenants, n'ayant pu porter un coup contre leur capitaine fuyard (1). » Un autre jour, dans une circonstance semblable, il se déclarait prêt pour le combat : « J'attends de pied coi en cette ville de Paris le retour de M. du Moulin, et cependant je continuerai en mes combats, imprimant, conférant, agaçant mes ministres fuyards tant de Charenton que de Mantes, Meaux et autres lieux voisins... (2). » Nous l'avons déjà entendu offrir à du Moulin, ainsi qu'à tous ses collègues, *carte blanche sur diverses thèses*. On peut lire encore deux *cartels de défi* adressés à différents ministres, parmi lesquels du Moulin tient toujours la première place (3). Mais, si ce dernier avait pu éviter la discussion orale, force lui avait été de subir la contradiction écrite. Ni le *Bouclier de la foi*, ni la *Nouveauté du papisme* ne demeurèrent sans réfutation. Au premier ouvrage Véron opposa le deuxième volume de sa *Méthode nouvelle, facile et solide* (4) ; au

(1) Préface de l'*Abrégé*.

(2) *La Fuitte honteuse du sieur du Moulin...*, lettre, déjà citée, à l'évêque de Saintes, *in fine*.

(3) *Cartel de deffy, adressé aux ministres de la Rochelle, de Xaintonge, de Béarn, de Charenton, spécialement à du Moulin...*, Paris, 1621 ; *Cartels d'un deffy charitable... adressés au sieur du Moulin et à ses collègues...*

(4) Paris, 1623. Cette même année, il publiait aussi :

second, les *Preuves des vérités catholiques* (1).
Du Moulin n'avait pas été plus heureux, quand
il avait voulu attaquer la langue liturgique :
son *Antibarbare* fut analysé et amené à son peu
de valeur.

Une œuvre de ce ministre, imprimée en 1621,
venait d'avoir une seconde édition en 1631.
Nous voulons désigner les *Traditions et la
perfection et suffisance de l'Écriture-Sainte*.
Véron étudia cette nouvelle édition. Ce n'étaient,
en fait de raisonnement, que des vieilleries, déjà
et à différentes fois réduites à néant. Aussi,
unissant à l'oncle le neveu qui marchait sur ses
traces, écrivait-il en tête de son *Traité des traditions apostoliques* : « Le ministre du Moulin
en tous ces livres ne fait que copier, sous divers
titres et ordre, les vieux écrits, composés de falsifications de l'Ecriture-Sainte, des conciles, des
saints Pères, des canons et de nos docteurs plus
modernes, de diverses impostures et de rai-

*La sainte Bible et les saincts Pères falcifiez par les mi-
nistres et spécialement par du Moulin en son bouclier,*
Paris, 1623 ; *Briève réplique au dernier livre de du Moulin,*
intitulé : Response a quatre demandes faictes a un gentilhomme du Poitou.

(1) Paris, 1630. Deux années auparavant, en 1628, il
avait publié *l'Apologie pour les saincts Pères séans ès
conciles des cinq premiers siècles, par l'Escriture-Saincte
en termes exprès ou par eux exposée selon la mesme
Escriture... contre la nouveauté du sieur du Moulin...*

sons frivoles. Son neveu Bochart l'imitant à transcrit les mêmes pièces dans ses *Actes*, dissimulant malicieusement l'un et l'autre les réponses des saints Pères séant ès conciles des quatre premiers siècles représentés par moi. » Et il concluait par ces mots : « Opposons nos vieilles réponses à ces redites (1). » Véron reproduisait surtout ce qu'il avait dit en réponse au *Bouclier de la foi* protestante et à la *Nouveauté du papisme* (2).

Si le ministre protestant était violent dans ses attaques, le prêtre catholique ne l'était pas moins dans ses apologies. On en trouve surtout la preuve dans la *Réplique à la satire du ministre du Moulin contre l'Église catholique* (3). Un peu plus de modération et de convenance de part et d'autre eût été désirable.]

XIV

LA PRÉTENDUE MORT DE VÉRON.

Il y avait dans Véron un adversaire dont la

(1) *Advis au lecteur* dans le *Traicté* désigné, qui, d'après de Backer, *op. cit.*, n° 45, a été imprimé à Caen, en 1631.
(2) Dans l'*Abrégé et résolution analytique de toutes les controverses*, Paris, 1630, l'on voit encore une autre réfutation, celle du *Juge des controverses* de du Moulin...
(3) Paris, 1633.

mort, paraît-il, eût été dans le parti protestant,
au moins de la part d'un certain nombre, envi-
sagée comme un bonheur. Voilà bien ce qui ré-
sulte d'une lettre adressée à Véron lui-même
par un chevalier de Malte, et portant la date
du 6 octobre 1632. Le chevalier affirme tenir
le fait du Catholique dont il va être parlé.

Véron avait été très sérieusement malade.
Mais un mieux s'était déclaré, et le péril avait
disparu. Sur ces entrefaites, un Catholique s'était
glissé dans un des bateaux qui transportaient les
religionnaires au prêche de Charenton. Un de
ces derniers, rayonnant de joie, dit en mettant le
pied sur le bateau : « Messieurs, il y a des nouvelles : le P. Véron est mort. — C'est belle
dépêche, repartirent quelques-uns. » D'autres
ajoutèrent : « Nous voudrions que cet homme fût
trépassé, dix ans y a, car il y a si longtemps qu'il
trouble Église de Dieu. — C'était une pierre
d'achoppement, dit une petite demoiselle, pour
éprouver les élus. » Parmi ceux qui se montraient incrédules à l'endroit de la nouvelle, cette
parole se fit entendre : « Hélas ! mon Dieu ! faut-il
que ce misérable soit encore au monde ! » Ces
diverses réflexions amusaient le Catholique qui
connaissait l'état du malade. « Je vous assure,
dit-il enfin, qu'il est en bonne disposition et qu'il

lui tarde fort de vous revenir voir à Charenton et continuer la guerre contre vos ministres. »

Le chevalier consigne un second récit. Ce
récit porte sur un fait, ayant une grande ana-
logie avec le premier, mais s'accomplissant sur
un autre théâtre. C'est encore un Catholique
qui, lui aussi, a pris place sur un des bateaux en
question, a été témoin des conversations et les
a rapportées au chevalier. Le narrateur ter-
mine par ces mots : « A la fin, une vieille qui
était dans un autre bateau me reconnut et demanda si le P. Véron n'était pas encore mort.
Nenni, lui dis-je, et ne mourra point qu'il n'ait
dit messe dans le prêche de Charenton; et,
quand bien même il serait mort, il laisserait
cinq cents de ses écoliers qui ne vous laisseraient
pas en repos (1). »

En effet, l'athlète se releva bientôt pour frapper un nouveau coup par son *Nouveau-Ré-
veil des ministres et anciens,* livret composé
d'une *centaine de demandes sur leur dispute
ou cabale secrète.*

---

(1) *Courtes joies de ceux de la religion prétendue réformée sur le trespas prétendu du P. Véron.*

XV

DÉSIR D'UN DUEL THÉOLOGIQUE
A L'INSTAR DE CELUI DE FONTAINEBLEAU.

Le ministre Aubertin avait fait une seconde édition, refondue et complétée, mais non corrigée au point de vue doctrinal, de la *Conformité de la créance de l'Église et de saint Augustin sur le sacrement de l'Eucharistie*. Cette nouvelle édition portait la date de 1633. Le titre de l'ouvrage était changé en celui-ci : *L'Eucharistie de l'ancienne Église...* Le ministre ne se bornait plus à la prétendue doctrine de saint Augustin : il faisait une revue des six premiers siècles de l'ère chrétienne et entendait opposer une réfutation convaincante *à tout ce que les cardinaux Bellarmin, du Perron et autres adversaires de l'Église ont allégué sur cette matière.*

L'autorité civile frappa Aubertin au sujet de cette seconde édition. Elle n'avait pas cru devoir laisser qualifier les illustres cardinaux Bellarmin et du Perron d'*adversaires de l'Église*, et surtout autoriser par son silence la suppression de l'épithète, ordinaire et légalement exigée, de *prétendue*, en ce qui touchait la religion de l'Église réformée. Donc, le 14 juillet 1633, un arrêt fut rendu en conseil privé, ordonnant « qu'Aubertin fût pris de corps et amené ès prison du Fort-l'Évesque, » prescrivant en outre « aux ministres et autres faisant profession de la religion prétendue réformée de prendre la qualité à eux attribuée par les édits, et non autre, avec défense d'appeler les Catholiques adversaires de l'Église (1). »

Aubertin vit aussi — c'était inévitable — se dresser contre lui son ancien antagoniste pour frapper, non point de par la loi, mais au nom de la vérité.

« J'ai lu attentivement, écrivait Véron, ces semaines dernières, tout le dernier gros volume in-folio du sieur Aubertin, ministre des inventions humaines prêchées à Charenton. » L'auteur est ainsi qualifié : « C'est une seconde corneille parée des plumes d'autrui, qui se veut faire regarder à Charenton. J'ai exposé à la risée la première; faisons servir cette seconde de semblable entretien.

La première, on ne l'a pas oublié, était Mestrezat. Tous les deux avaient largement puisé

(1) *Franc. protest.*, art. *Aubertin.*

dans Antoine de Dominis, avec cette différence, toutefois qu'Aubertin se montrait plus circonspect, voilant davantage sa pensée, ménageant avec plus de soin ses expressions. Voilà l'objet d'une seconde réponse au ministre (1).

En effet, il y en avait eu une première, ou plutôt c'était un *cartel de défi* qui lui avait été adressé, ainsi qu'à Mestrezat, cartel suivi de l'énoncé de plusieurs thèses, ce qui constituait déjà une *briève réponse* (2)

Ce *cartel* avait été communiqué au roi, précédé d'une humble et ardente supplication. Après avoir rappelé que Henri IV, d'éternelle mémoire, avait accordé la célèbre conférence de Fontainebleau, que les disputes d'autrefois renaissaient aujourd'hui par le fait d'Aubertin et de Mestrezat, visant surtout dans leurs livres le traité du cardinal du Perron sur l'Eucharistie, il continuait en ces termes :

Je présente un cartel de défi aux susdits ministres, semblable à celui de ce grand prélat, comme défendant

(1) *La seconde Corneille de Charenton, Aubertin ministre, parée et puis despouillée des plumes d'autruy, de l'apostat Spalatin*, s. l. n. d. Citation, p. 1. Véron, vers la fin, montre qu'Aubertin a aggravé sa faute par « deux lettres qu'il a fait crier à Charenton durant sa retraite pour sa justification contre le décret de prise de corps contre luy et adjournement personnel contre ses trois collègues. »

(2) *Cartels de deffy addressez...*, Paris, s. d.

la même cause, bien que du tout inférieur en mérite. La question étant de fait, la décision en est aisée et certaine, et conséquemment sans péril... Toute la France a reçu un grand contentement et fruit de cette première conférence Qu'il plaise à Votre Majesté m'en octoyer une pareille, sinon en toutes ses circonstances, en celles qu'elle jugera à propos. Mais qu'elle commande, s'il lui plaît, cette entrevue ; car les ministres fuyards, désespérés de pouvoir résister à la force d'une certaine méthode par laquelle je les poursuis par l'Écriture-Sainte et les saints Pères, ont arrêté, même par actes publics, à ce que j'entends, tant en leur consistoire qu'en leur synode provincial et national, de demeurer muets toute leur vie ou la mienne sur toutes mes attaques, et de ne répondre jamais à mes cartels, prédications ou livres, ce qu'ils observent si longtemps y a, qu'ils semblent en être en possession... (1).

Les ministres se gardèrent de relever le gant. L'autorité royale ne voulut pas intervenir. Dès lors, le nouveau cartel, comme la plupart des anciens, demeura lettre morte, et la rencontre désirée, sollicitée, n'eut jamais lieu.

XVI

DEUX NOVATEURS A CHARENTON.

Nous avons vu que Daillé faisait bon marché

(1) *Au roy.*

5

de certains principes maintenus chez les Protestants. De là à une sorte d'hétérodoxie, le passage était facile. Aussi, peu de temps après, Véron écrivait-il au roi :

Une nouvelle secte commence à s'élever en votre royaume... Mestrezat, ministre de Charenton, a transcrit et maintenu, l'an 1624, quelque partie de cette nouvelle doctrine en son livre de la Communion, mais sous quelque voile dissimulant son attentat. Daillé, ministre du même lieu, devenu plus hardi par notre silence, en enseigne les principaux chefs en son dernier livre imprimé depuis peu de jours (1). Ce livre contient une nouvelle religion différente et contraire à la confession de foi de la religion prétendue réformée, tolérée seule par vos édits.

Cette nouvelle secte, il l'avait précédemment signalée en ces termes au consistoire de Charenton :

Messieurs, vous voilà au terme ou au commencement d'une pareille division, bien que sur différents articles, à celle d'entre vos frères calvinistes en Hollande, savoir entre les Arminiens et les Gomaristes, par l'abjuration qu'a faite votre ministre Daillé de *tous les articles controversés* de votre confession de foi... Plusieurs d'entre vous suivront, comme je pense, le mi-

(1) Nous ne saurions dire quel est ce *livre*, indiqué par Véron en 1635.

nistre Daillé, qui pour cela seront à bon droit surnommés les Daillistes ou Doministe, de son premier auteur ; les autres se retiendront dans ce qui est écrit en leur confession de foi, et s'appelleront Moulinistes ou Puritains...

Il dénonçait la secte au roi afin que ce dernier arrêtât en son conseil les résolutions nécessaires (1). En s'adressant au consistoire, il avait espéré que des mesures répressives y auraient été adoptées ; et il n'en appelait au roi que parce que l'espérance première ne s'était pas réalisée. Il y avait déjà tant d'erreurs ! Pourquoi en laisser croître de nouvelles ?

Du reste, il ne se le dissimulait pas, le consistoire se trouvait fatalement dans un grand embarras. Au point de vue protestant, l'enseignement de Daillé, lors même qu'on eût voulu diminuer le nombre des points répréhensibles, était certainement hérétique. Or, d'après les règles disciplinaires de l'Eglise réformée, un ministre coupable de pareilles erreurs de doctrine devait être frappé de suspension. D'un autre côté, en vertu des principes de la même Eglise, il fallait établir clairement la culpabilité au moyen

(1) Il la dénonçait aussi à l'assemblée générale du clergé (voir *Dénonciation à Nosseigneurs de l'assemblée générale du clergé de la nouvelle hérésie...*, Paris, 1635).

de l'Ecriture-Sainte, ce qui était impossible.

Comment donc sortir de cette impasse? Le docteur catholique ne voyait d'autre issue que celle-ci: «Non seulement, dit-il, renier avec les Daillistes tous vos articles controversés, mais de plus... professer toute notre doctrine, que nous avons reçue dès notre premier christianisme...» Par là, on se constituait en droit de condamner les novateurs. Si les Daillistes en faisaient autant, ils n'auraient pas à craindre la répression royale.

En attendant, les variations offraient un bien triste spectacle au sein du protestantisme, car on changeait « de religion comme de chemise, et chacun innovait à son plaisir..., changement dangereux et préjudiciable à la vraie religion et à l'Etat (1). »

(1) *Nouvelle secte des Dominites élevée à Charenton, divisée en deux religions contraires, des Daillistes et Moulinistes,* Paris, 1635. Les citations, aux pages 3, 6, 9, 24. Dans cet opuscule, Véron fait le *dénombrement de tous les articles controversez de la religion prétendue réformée, reniez et abjurez par ledit Daillé et ses sectaires...*

Vers le même temps, il signalait au public les *Nouveaux lutins et esprits familiers de Charenton induisans à l'athéisme, descouverts et conjurez,* livret de huit pages, s. l. n. d. Il s'agissait de la *persuasion intérieure* de chacun, pour l'interprétation de l'Écriture, persuasion que du Moulin nommait *juge de discrétion,* et que Véron appelait *nouveau lutin et esprit familier.* C'était cet esprit familier que le controversiste entreprenait de conjurer. Il l'avait fait plus au long dans ses réponses à du Moulin. Voici un spécimen

XVII

VOYAGES A CHARENTON

Véron ne se contentait pas d'ajouter aux travaux considérables dont nous venons de tracer
brièvement l'historique, des prédications conti-
nuelles sur les mêmes sujets dans les chaires
catholiques de la capitale, surtout à Saint-
Sulpice, à Saint-Séverin, à Saint-Germain-
l'Auxerrois, aux Carmes (1). Pour atteindre plus

de la méthode qu'il employait dans le susdit livret : « Je
présente à celuy qui prétend l'avoir (cette *persuasion intérieure*) l'*Ecclésiaste* et l'*Ecclésiastique*, fort semblables
entre eux, car ils ne contiennent presque autre que de
belles sentences pour la direction des mœurs. Le second
d'iceux est tenu par nos errans pour apocryphe et le premier pour canonique ; et cachant de ma main le tiltre de
l'un et de l'autre, je prie mon lecteur de deviner par son
esprit si ce qu'il lit est canonique ou apocryphe. Ainsi,
entre autres traitay-je avec M. de Mymbré, gentilhomme du
pays du Maine, et avec son ministre, maintenant convertys
l'un et l'autre. Or, cest esprit en eux demeura muet sur
cette conjuration par la crainte de se mesprendre. Je me
moque d'eux sur leur attente avec Élie, au III⁰ des Roys,
ch. xviii, vers. 27 : *Criez à haute voix, car il pense à
quelque chose, ou il a quelque affaire, ou il est sur le chemin; par adventure.qu'il dort et il s'esveillera. Ils crioient,
mais il n'y avoit personne qui dict mot ne qui respondit.* »
(p. 7.)

(1) Sa plume s'exerçait, au besoin et heureusement, sur
des fables qui, à force d'être répétées, pouvaient revêtir
le caractère historique. Ainsi le prétendu fait de la papesse
Jeanne, *rechanté par les ministres*, a donné occasion au

directement et peut-être plus efficacement les
religionnaires, il aimait à faire entendre sa parole sur un autre théâtre.

Si pour trouver ces brebis errantes, écrivait-il, je vas
volontiers, selon l'Évangile, çà et là, les voyant assem-
biées en bon nombre dans les bateaux de Charenton et
allant et retournant, pourquoi ne les y accompagnerais-je

Nouveau Œsope de Charenton réfuté. Après avoir fait
justice des étranges assertions des adversaires, Véron produit un argument des plus curieux sous ce titre : *Histoire
prodigieuse d'un ministre de la religion prétendue réformée devenue femme grosse et preste à accoucher.* Il suppose que cette *Histoire* a cours dans le public; de plus,
il dit la tenir d'un marchand anglais, lequel la tenait de
deux médecins, également anglais et d'une assez grande
célébrité, dont l'un a été témoin oculaire. Il continue en
ces termes : « Et disputoit ledit médecin avec son collègue,
aussi médecin, sur ce cas si estrange, ne doutant ni l'un ni
l'autre que la chose fust, mais s'il y avoit de l'apparence
que ceste femme accouchast et que son fruit et elle ves-
cussent après l'accouchement. On dit que cest homme-
femme est un ministre, autres que c'est un lecteur ou chantre,
charge à Charenton inférieure au ministère, en la comté
d'York, marié plusieurs années y avoit avec une femme,
habitant avec elle et vaquant à avoir des enfants, à l'ordinaire des ministres soigneux de laisser après eux de la
race ministrale à ce qu'elle ne périsse... Par qui que ce
fust, cest hermaphrodite se trouva femme grosse. Ce qu'estant découvert, elle a esté appréhendée par la justice, et
s'en est fuy, dist-on, celuy qui l'avoit engrossie. Je n'ay peu
apprendre jusques à maintenant les circonstances de ce
fait criminel plus distinctement... » Il formule ensuite
cette conclusion : « Cela cependant suffira, en contre es-
change et pour rejetter sur les ministres l'opprobre duquel,
sur le rapport d'un *on-dist*, ils chargent l'Église et le premier
siège d'icelle, par livres imprimez, traductions d'iceux en
français et publication à Charenton. »

pas, pour prendre occasion, comme je fais, de traiter avec eux de leur salut durant le chemin, et assez au long presque l'espace de deux heures, vu même qu'ils l'ont agréable, car ils m'interrogent d'ordinaire les premiers et entrent en très grand nombre où ils me voient embarquer.

Il pénétrait dans le temple avec les disciples de Calvin.

Ceux du prêche me seront témoins, ajoutait-il, de la modestie et respect civil avec lequel j'y entre, accompagné seulement de trois ou quatre personnes discrètes, et que j'écoute les ministres sans la moindre signification de mépris, me découvrant par honneur politique, lorsque par honneur religieux ils font le même...

Armé de ses fameuses lettres-patentes, il eût pu provoquer à une rencontre théologique ; mais il ne le faisait pas, assuré qu'il était d'un refus. Il eût pu également improviser une chaire dans un endroit de la localité, sur la place publique, par exemple, comme il le faisait ailleurs, pour donner immédiatement la contre-partie du discours ; mais, dans cette circonstance, il préférait à cette réfutation d'apparat deux autres réfutations : l'une, simple, familière et sans doute plus profitable, dans les bateaux au retour ; l'autre, solennelle, dans une église de Paris. C'est dans ce double but que le célèbre controversiste prenait des notes pendant le prêche.

Véron se proposait encore autre chose dans ces voyages.

Sa présence au temple étant une véritable provocation, peut-être les ministres se décideraient-ils enfin à faire bon accueil à ses anciens cartels? Peut-être même serait-il possible, en les visitant à domicile, de les amener à descendre dans l'arène? Mais, si les portes du domicile étaient fermées d'une part, de l'autre on demeurait insensible à la provocation.

Enfin, il était bon d'étudier sur les lieux et d'après l'enseignement oral des ministres, la religion qui se professait au centre même du calvinisme en France. D'assez nombreuses variations s'accusaient déjà; d'autres se faisaient encore pressentir. Que restait-il ou qu'allait-il rester de la doctrine de l'ancien parti ? La connaissance exacte de ces changements intéressait grandement l'œuvre de la controverse. En même temps, elle mettait à même de prononcer sur cette importante question : le culte calviniste se maintenait-il dans la légalité? ou bien, par ses notables modifications, cessait-il d'être autorisé par les édits de pacification? Dans ce dernier cas, le roi aurait eu à statuer.

Si le zèle apostolique de Véron ne refusait pas,

au besoin, le rôle de dénonciateur, sa charité avait surtout en vue la noble, la glorieuse, la sublime mission de convertisseur. L'infatigable prédicateur disait aux ministres : « Contentez-vous de vous perdre tout seuls, sans traîner à damnation tant de peuples en diverses manières et par diverses fourbes. » Il ajoutait : « C'est le seul désir du salut du peuple et du vôtre qui me porte à vous faire tant d'instances (1). »

La place du terrible joûteur paraissait devoir être à côté de ses plus vigoureux adversaires, pour mieux surveiller leurs mouvements et diriger, sinon plus sûrement, du moins plus facilement, ses coups. Ainsi pensa le chapitre de Saint-Marcel, qui jouissait du droit de présentation à la cure de Charenton-Saint-Maurice. Nous allons suivre le titulaire de cette cure dans les nouveaux combats qu'il eut à soutenir, dans les nouveaux triomphes qu'il remporta.

(1) *Remarque du P. Véron en son voyage de Charenton aux fêtes dernières de l'Ascension et Pentecoste, jour de la cène des errans.* s. l. n. d. Citations, p. 2 et 5.

DEUXIÈME PARTIE

VÉRON CURÉ DE CHARENTON

I

LA PAROISSE.

La paroisse de Charenton- Saint-Maurice comptait 166 feux en comprenant le hameau de Saint-Mandé qui en dépendait. Cette paroisse se trouve mentionnée dans une bulle d'Adrien IV de l'an 1158 (1). L'église relevait déjà du chapitre de Saint-Marcel, qui, au xiiie siècle, possédait encore sur ce territoire « un revenu appelé le gros de Charenton. »

La paroisse était séparée du bourg de Charenton par la ruelle de l'Aiguillers et celle de l'Abreuvoir (2). Dans la direction opposée, elle

(1) *Ecclesiam de Charentum* : l'église est ainsi comptée parmi les possessions de la collégiale. (Voir Bulle dans Félibien, *Hist. de la vil. de Paris*, tom. III, p. 13.)

(2) La ruelle de l'Aiguillers faisait suite à la rue du Pont, et celle de l'Abreuvoir partait de la rue de Charenton-Saint-Maurice pour aboutir à la rivière. Cette dernière ruelle existe encore. Il faut noter que le pâté de maisons entre cette ruelle et la rue du Pont dépendait de Charenton-le-Pont. (Cartes topographiques anciennes.)

s'étendait jusqu'à Saint-Maur, près duquel on voyait « le petit Charenton avec la chapelle de Notre-Dame de Presle (1). »

L'église se présentait, comme aujourd'hui, presque à l'extrémité est du groupe des habitations. Son état de vetusté, à la fin du XVIIe siècle, demanda un nouvel édifice, lequel, construit peu solidement, s'est toutefois, au moyen de réparations plus ou moins intelligentes, conservé jusqu'à nos jours.

Le second nom de la paroisse se tirait du patronage liturgique sous laquelle elle avait été placée. Mais quelle est l'origine du premier ? « Ce terme *Carento,* dit l'abbé Lebeuf, qui lui est commun avec quelques rivières de France et avec plusieurs autres lieux dont le nom commence par *Carent* ou *Charent*, vient du cel-

_____

(1) *Nouvelles recherches sur la France*, tom. I, Paris, 1766, p. 195. Cette chapelle, lit-on à la suite, « étoit encore au commencement de ce siècle la retraite d'un ermite. » Et précédemment, p. 178, en note, après avoir consigné l'erreur de l'abbé Lebeuf, disant que Charenton-Saint-Maurice était appelé le *Petit Charenton*, le même historien écrit : « Dans ce pays, on ne donne ce nom qu'à un autre lieu plus voisin de Saint-Maur, et qui est de la paroisse de Saint-Maurice. » Il distingue très bien le *Petit Charenton* de *Charentonneau,* fief sur la rive gauche de la Marne et dépendant de la paroisse de Maisons. Le *Petit Charenton* peut être regardé comme ayant donné naissance à l'important hameau qui porte aujourd'hui le nom de Gravelle. Ce nom a dû être emprunté à l'ancienne île de Gravelle.

tique on gaulois ; mais on en ignore la signification (1). »

Trois fiefs ou seigneuries se partageaient le
territoire : le fief de Saint-Maurice, le fief de la
Chaussée et celui de Thérouanne ou de la
Rivière.

Les détails historiques nous font défaut en ce
qui concerne le troisième. Le nom en indique la
situation. Nous savons, d'ailleurs, qu'il comprenait la propriété sur laquelle s'éleva plus tard le
temple protestant. Il paraît qu'il relevait immédiatement de celui de la Chaussée (2).

Ce dernier commençait vers l'ouest aux
limites du pays, et s'étendait, renfermant un
moulin sur la Marne, jusqu'à celui de la Rivière (3). Il relevait de la Queue-en-Brie dont
le seigneur y exerçait la haute justice. Il passa
dans la famille de Thou en 1566.

Le plus important des trois, celui qui portait
le nom même de la paroisse, et dont le posses-
seur jouissait de la juridiction de haut-justicier,
passa également dans cette famille, quelques

(1) *Hist. du dioc. de Paris*, tom. V, part. v, p. 24.
(2) *Nouvelles recherches sur la France*, tom. I, Paris,
1766, p. 180.
(3) L'abbé Lebeuf dit : « ... Au sortir du pont, à la ruelle
l'Eguillier, d'un côté, et, de l'autre, à la ruelle de l'Abreuvoir. » (*Hist. du dioc. de Paris*, tom. V. part. v. p. 29.)

années plus tard, en 1580. Précédemment, il avait été possédé par les Morvilliers, qui le reçurent, en 1422, de Charles VI, après que celui-ci l'eût enlevé par confiscation à Pierre Féron. Anne de Thou le porta en mariage à Philippe Hurault, comte de Chiverny et chancelier de France. C'est de cet illustre personnage qu'il fut acquis, en 1597, par Jean Le Bossu, secrétaire du roi. Ce fief était dans la mouvance de l'abbaye de Saint-Denis.

A l'époque qui est l'objet spécial de nos études, la famille Le Bossu était en possession des trois seigneuries.

Le fief de Saint-Maurice renfermait la place publique, dont l'étendue, assez vaste pour la localité, présentait la forme d'un rectangle. Située à l'ouest de l'église, elle en était séparée par la cour du château (1).

S'il n'existait encore, il y avait eu, jusqu'à la fin du XVIᵉ siècle, un hôpital dont la chapelle, dédiée à sainte Catherine, fut plus communément désignée sous le nom de chapelle de l'hôtel-Dieu de Charenton. L'édifice sacré était certainement

_____

(1) Il ne reste plus de l'ancien château que la maison dite le *Colombier*. La Maison de santé, après la Révolution, a absorbé la place publique et la propriété seigneuriale. La mesure a été malheureuse pour la beauté du pays et son avenir de ce côté.

encore debout. L'hôpital, ainsi que la chapelle, était situé à l'extrémité ouest du territoire paroissial, dominant la partie nord de la principale rue (1).

Sous l'administration de Véron, un autre hôpital s'éleva à peu près au milieu de la paroisse. Sébastien Le Blanc, contrôleur provincial des guerres, « porté d'affection envers les pauvres malades, » fit, par actes en date des 12 et 13 sep-

(1) Sources générales : Lebeuf, *op. cit.*, p. 24 et suiv.; *Nouvelles recherches sur la France*, tom. I, Paris, 1766, p. 178 et suiv.; Cartes anciennes de topographie.

La chapelle devait remonter au xive siècle, et avait pour fondateur un Robert Blanchet, qui l'avait dotée de 10 sols de rente annuelle. (Lebeuf. *Ibid.*) Il est parlé de l'hôtel-Dieu dans un acte de 1274. (*Nouvelles recherches...*, tom. I, p. 195).

« J'ai vu, dit plus haut l'abbé Lebeuf, deux collections de l'administration *hospitalis S. Mauritii infra fines parochiæ de Ponte Charentonis.* » L'une portait la date de 1570, l'autre celle de 1579. Il ne pouvait être question que de la paroisse Saint-Maurice, puisque Charenton-le-Pont n'était qu'une annexe de Conflans. (*Ibid.*, p. 6). Il écrit également : « J'ai vu l'acte de représentation que l'archidiacre de Paris fit, en 1679, à l'archevêque de Paris, de celui qui étoit nommé à la chapelle de Charenton. » (*Ibid.* p. 27).

Suivant Dulaure, « Gabrielle d'Estrées avait à Charenton-Saint-Maurice une maison que lui fit bâtir son royal amant, Henri IV. » Il ajoute : « Cette maison existe encore. C'est ce bâtiment en briques que l'on remarque à droite de la route, en entrant dans le village par Paris; on l'appelle le Château. » (*Histoire... des environs de Paris*, 2e édit., Paris, 1838, tom. V, p. 118). Dulaure commet évidemment une erreur : le château de la belle Gabrielle se trouvait à Charenton-le-Pont.

tembre 1641, don aux religieux de Saint-Jean
de Dieu de deux maisons avec leurs dépendances, situées l'une à Charenton-Saint-Maurice, et l'autre à Paris, rue des Noyers. La première, ayant cour, jardin, terres labourables,
clos et vignes, le tout d'une contenance de dix
arpents, était destinée à devenir un des asiles
consacrés à l'humanité pauvre et souffrante.
Il y avait, en plus, une respectable dotation.
L'hôpital devait comprendre un certain nombre
de lits pour les malades et sept religieux pour le
service (1). Parmi les conditions imposées, on lit

(1) Lebeuf, *op. cit.*, p. 33, « suivant l'acte de fondation
du 10 septembre 1642 », assigne le nombre « de douze
lits et sept religieux ». Cependant l'inscription qui « a esté
cy apposée après le déceds du sieur de Sainct-Jean, arrivé
le 23 août 1670 en l'hospital de la Charité de Paris où il
est enterré », cette inscription, disons-nous, qui se voit
encore à la Maison de santé, porte : « Défunct Sébastien
Leblanc... par plusieurs contracts des 12 et 13 septembre 1641, 10 septembre 1642, 2 mars 1646, 4 mai 1662
et 10 janvier 1664, a fondé cet hospital sous le titre de
Nostre Dame de la Paix, et ordonne qu'icy seroit mis le
nombre de sept licts en l'honneur des sept allégresses de
la Vierge et des sept œuvres de miséricorde spirituelles
et corporelles pour y recevoir et traicter les pauvres
malades. »
Comme on le voit, il y a eu diverses donations. Outre la
maison de la rue des Noyers, outre celle de Charenton
« avec les meubles y estant pour lors, laquelle a esté res-
tablie, tant par l'argent qu'il a fourny que par la contribu-
tion et les aumosnes de quelques particuliers, gens de
piété », Sébastien Le Blanc a encore donné, comme l'inscription nous le fait lire : « une maison où est l'enseigne de

celle de procurer, dans l'une des deux maisons,
domicile au donateur sa vie durant. Le 13 février
1644, intervenait l'ordonnance archiépiscopale
autorisant les religieux « d'accepter ladite do-
nation et de s'établir en ladite maison pour en
faire un hôpital et y retirer, traiter et médicamen-
ter et gouverner les malades. » Le 13 mars suivant, le seigneur de l'endroit, Le Bossu, donnait également son autorisation. Un mois plus
tard, le 13 avril, les habitants de la localité don-
naient leur consentement. La prise de possession avait lieu le 16 mai de la même année.
Enfin, des lettres-patentes *ad hoc* étaient oc-
troyées en février 1645 (1).

A cet asile hospitalier, un autre, dans un avenir assez proche, devait être ajouté. Les religieux
voulurent soigner en même temps les maladies
d'esprit. Ils le firent avec un égal dévoue-

la Bannier de France audict Charenton, plus 100 livres de
rente racheptable de 1800 liv..., plus, en argent, 7600 liv.
d'une part, et 418 liv. d'autre,... plus le principal et arrérages
de 100 liv. de rente... et finalement par son testament une
partie de ses meubles et la somme de 1088 liv. »

(1) Félibien, *Histoire de la ville de Paris*, tom. V, p. 125,
Pièces justificatives.

Le roi « de plus ample grâce admortit lesdites maisons,
terres et choses susdites, comme à Dieu dédiées, sans que,
pour raison de ce, lesdits religieux soient tenus lui payer
aucune finance dont il leur aurait fait don; à la charge
d'indemniser les seigneurs haut justiciers, desquels lesdites
choses sont mouvantes... » (*Ibid.*)

ment et un succès marqué. Ce second asile, séparé et à l'est du premier, eut sa chapelle particulière, laquelle fut bénite en octobre 1701 (1).

II

LE FAMEUX TEMPLE.

L'édit de Nantes ne permettait l'exercice
du culte réformé qu'à cinq lieues de Paris. Le
village d'Ablon avait été adopté à cet effet par
les dissidents, bien qu'il ne fût pas tout à fait à

(1) Lebeuf, *op. cit.*, p. 340 ; *Nouvelles recherches sur la
France*, tom. I, Paris, 1766, p. 190.
Il y avait deux catégories parmi ces malades d'esprit :
les personnes qui étaient complètement folles, formaient
la première ; la seconde comprenait celles dont l'état tenait
le milieu entre la raison et la folie.
Parmi les choses remarquables que présenta cette maison dans ses agrandissements et embellissements successifs, il faut citer ses caves monumentales, à peu près seuls
restes aujourd'hui des constructions anciennes. Nous lisons
dans les *Nouvelles recherches sur la France*, au vol. précité, p. 193 : « Cette maison de charité offre aussi un des
travaux de maçonnerie les plus hardis et les plus dignes de
la curiosité. Ce sont quatre nefs de caves, bâties à 100
pieds au-dessous du sol du jardin. Elles sont éclairées par
quatre lanternes en forme de puits, dont la disposition
rend cet endroit très sain. Chaque cave a 64 toises de
long, 14 pieds de large et 12 de hauteur. Ces caves, qui
peuvent contenir 1500 muids de vin, ont été construites
en 1764 aux dépens des religieux. »
Sources générales : les historiens précités.

la distance voulue. Henri IV, par condescendance pour ses anciens coreligionnaires, les autorisa à faire leurs réunions plus près encore de la capitale, à Charenton-Saint-Maurice. Ce fut l'objet de lettres-patentes en date du 1er août 1606 (1). Les Protestants achetèrent dans ce village, au prix de 7000 livres, de Guillaume de l'Aubespine, conseiller d'Etat, les deux maisons composant *le grand hôtel de Charenton* ou *l'hôtel de la Rivière*; et, le dimanche 27 du même mois, malgré l'opposition du seigneur du lieu, Jean Le Bossu, ils y tinrent une première assemblée au nombre de trois mille.

De là grand mécontentement parmi les Catholiques. Il y eut même de l'agitation à Paris, et le retour des dissidents ne se fût peut-être pas accompli sans effusion de sang, si le roi, apparaissant au milieu de la foule, ne l'eût calmée par une de ces phrases spirituelles dont il avait le secret : *Désormais*, dit-il, *il faudra compter cinq lieues de Paris à Charenton* (2).

---

(1) Les religionnaires de Paris alléguaient qu'ils ne pouvaient sans incommodité faire le voyage d'Ablon en un jour, ni sans danger y porter leurs enfants pour le baptême.

(2) Citat. de M. Marty-Laveaux, *Charent. au* XVIIe *siècle*, p. 8. Naturellement les Protestants durent rendre foi et hommage à leur seigneur suzerain, ce même Jean Le Bossu qui avait, mais en vain, fait tous ses efforts pour empêcher leur installation.

Après la mort de Henri IV, Louis XIII accorda un brevet pour la continuation du culte. Toutefois ni le brevet ni les lettres-patentes ne furent vérifiés par le parlement.

En 1619, les Protestants formèrent le projet d'établir dans ce centre religieux des écoles de philosophie et de théologie ; mais le projet échoua devant l'opposition de l'université.

Un temple avait été disposé pour les réunions. Il ne répondait ni aux désirs des âmes ni aux besoins du culte. L'incendie, qui le consuma en 1621, incendie dû, paraît-il, à un mouvement tumultueux des Catholiques, permit d'en construire un autre. Les travaux furent menés activement ; le temple fut achevé en 1623 (1). Jacques de Brosse en avait fourni les dessins.

Le *Mercure galant* faisait cette description du célèbre temple en février 1686, quelques mois après la destruction l'édifice (2).

Le plan de ce temple était dans un carré long, percé de trois portes, savoir : une à chaque bout et au

(1) Quand on pratiqua les fouilles pour la construction de l'église du Val d'Osne dont nous allons parler, on trouva une pierre sur laquelle on lisait cette inscription : « Par la grâce de Dieu et la bonne volonté du roy Louis XIII, ce temple a esté basti pour la deuxième fois le XXIII juin MDCXXIII. Louez l'Éternel. » (Helyot, *Histoire des ordres monastiques*, tom. VI, p. 392).

(2) *Merc. gal.*, févr. 1686, part. II, p. 156.

milieu d'une des grandes faces. Il était éclairé par quatre-vingt-une croisées, en trois étages, l'une dessus l'autre, élevées de vingt-sept pieds, jusques à l'entable-ment. Il avait de longueur cent quatre pieds dans œuvre, et soixante-six pieds de large, aussi dans œuvre. Les murs avaient trois pieds et demi d'épaisseur par le dedans. Il y avait une grande nef, au plafond de laquelle étaient les tables du vieux et du nouveau Testament, écrites en lettres d'or sur un fond bleu qui avait été peint exprès sur le lambris de la voûte de ladite nef, laquelle était de soixante-quatorze pieds de long sur trente-six de large, et au pourtour de laquelle étaient vingt colonnes d'ordre dorique de vingt-un pieds de haut et qui formaient trois étages de galeries... (1).

Ce temple pouvait contenir jusqu'à quatorze mille personnes. « Dans le clocher, dit l'abbé Lebeuf, fut mise par la suite une cloche de deux mille ou environ, donnée par M. Gillot en 1624 (2). » A gauche de cet édifice religieux, s'étendait le cimetière destiné aux gens de qualité. A la suite se voyait le consistoire

---

(1) En reproduisant cette description, nous n'entendons pas dire que les peintures du plafond de la voûte existaient à l'époque qui nous occupe. Elles pouvaient être postérieures. Nous n'avons rien découvert qui nous renseignât sur ce point.

(2) Lebeuf, *Histoire du Diocèse de Paris*, tom. V, part. v, p. 30. C'est probablement ce dernier achèvement que visent trois gravures anciennes, qui assignent à la construction du temple cette même année 1624. Ces gravures se voient, à la B. N., dans le vol. des Estamp. indiqué à la note suivante.

avec le cimetière pour le menu peuple (1).

(1) Eustache Lenoble, dans son poème de *Charanton ou l'Hérésie détruite*, Paris, 1686, parle ainsi du temple et du consistoire :

> Dans cet endroit fertile où la Marne promène
> Une eau preste à grossir les ondes de la Seine,
> Du bourg de Charanton se fait voir séparé
> Sur la penchante rive un bastiment quarré ;
> Deux files de tilleuls sous leur ombre touffue
> S'efforcent aux passants d'en dérober la vue ;
> Mais plus haut dans les airs l'orgueilleuse Babel
> Au mépris des autels va braver l'Eternel.
> . . . .
> . . . .
> Au faux temple se joint une salle secrète,
> Des suppôts de la secte ordinaire retraite,
> Consistoire où jamais en conseil l'on ne met
> Qu'intérêt politique et chagrin inquiet.
> Là, d'un sçavant pinceau sur les quatre murailles,
> A fresque et du grand goût sont peintes les batailles
> Que sous Charle autrefois, pour détruire la foy,
> La secte osa tenter contre son propre roy.

(Citat. de M. Marty-Lavaux, *op. cit.*, p. 12.)
On a contesté la réalité de ces peintures (*Ibid.*)
Au bas d'une gravure du temple, une de celles que nous venons de mentionner, nous avons vu et lu une pièce de vers. Nous en détachons trois strophes :

> Hameau délicieux
> Où mon âme ravie
> Mange le pain des cieux
> Et y boit l'eau de vie,
>
> Il faut que par mes vers
> Partout vole ta gloire,
> Et que par l'univers
> Triomphe ta mémoire.

Le poète rappelle aussi les moyens de transport :

> Par tes petits bateaux
> Où nous porte la Seine,
> Nous allons boire aux eaux
> De vie où Christ nous meine.

Cette gravure se trouve à la B. N., départ. des Estampes,

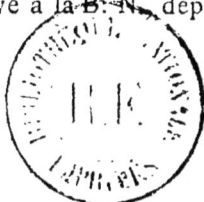

En 1643, les Protestants avaient l'intention de construire un autre temple plus spacieux encore. Mais Jean Robert Le Bossu, héritier du zèle apostolique de ses pères et sans aucun doute encouragé par le curé, consigna son opposition de seigneur dans une requête adressée à Louis XIV. La requête demeura sans réponse. Mais la reconstruction resta à l'état de projet.

A une bibliothèque assez riche l'on avait joint une imprimerie pour la production des ouvrages de la communion et une librairie pour les vendre (1).

Mais sur quelle partie du territoire de Charenton-Saint-Maurice s'élevait ce monument si cher aux Calvinistes et d'un renom universel? Pour résoudre la question, il faut, devançant l'avenir, franchir plus d'un demi-siècle.

Après la révocation de l'édit de Nantes, le temple fut détruit. Cinq jours suffirent à cette œuvre : commencée le 22 octobre 1685, le jour

topographie de la Seine, arrond. de Sceaux, cant. de Char. tom. I.

(1) Sources générales :
Abbé Lebeuf, *op. cit.*, p. 29 et suiv.;
Félibien, *Histoire de la ville de Paris*, tom. II, p. 1275 ;
Nouvelles recherches sur la France, tom. I, Paris, 1766, p. 178 et suiv.;
Mercure galant, février 1686, part. II, p. 156 et suiv.;
Dulaure, *Hist.... des environs de Paris*, 2e édit., Paris 1838, tom. V, p. 114 et suiv.

même de la vérification de l'édit au parlement,
elle fut terminée le 26 (1). Pendant quinze ans,
aucune construction ne s'éleva sur l'emplacement. L'idée d'un couvent à édifier là même
où il y avait eu tant de profanations et où
il y aurait adoration perpétuelle en expiation, se
présenta à l'esprit d'une pieuse dame, Elisabeth
de Lièvre, présidente d'Orieux (2). Grâce à l'appui du P. de la Motte, supérieur des Barnabites,
l'idée fut adoptée par l'archevêque de Paris,
cardinal de Noailles. Ce dernier fit appel à

(1) C'est par erreur que l'abbé Lebeuf assigne le mois
d'octobre 1686.
Le *Mercure galant*, févr. 1686, part. II, p. 151, nous
donne ces détails : « Il arriva sur le soir (du 22) cinquante
compagnons menuisiers qui, animez du zèle de la religion,
entrèrent dans le temple et enlevèrent en quatre ou cinq
heures toute la menuiserie et tous les bancs sur lesquels il
y avoit place pour quatorze mille personnes. Le lendemain
mardy, quarante compagnons couvreurs travaillèrent dès
le matin, et la diligence qu'ils firent fut si grande, qu'une
partie du temple se trouva découverte dans la même mati-
née ; ce qui donna lieu à MM. Herbet, Le Roy et Guézard,
qui avoient été choisis pour la démolition du temple, de
faire monter les charpentiers, maçons, plombiers et autres
ouvriers nécessaires. » Le samedi, on aurait pu à peine
reconnaître la place du fameux temple. Les matériaux
furent destinés à l'hôpital général.
Le poète était donc bien dans la vérité, lorsqu'il disait :
　　Aux actifs ouvriers le travail se divise,
　　Et tous pour les débris du temple condamné
　　Ont leur place marquée et leur soin assigné.
(*Charanton ou l'hérésie détruite*, cit. de M. Marty-
Lavaux, *op. cit.* p. 35).
(2) On ne sut le nom de cette dame qu'après sa mort.

une communauté de Bénédictines établie au Val d'Osne, à deux lieues de Joinville, dans le diocèse de Châlons-sur-Marne qu'il avait précédemment administré (1). Des lettres-patentes accordèrent l'autorisation requise. La communauté prit possession en octobre 1700 (2). Une chapelle fut disposée provisoirement dans la grande salle du consistoire. Le cardinal de Noailles, au commencement d'août de l'année suivante, posa la première pierre de la nouvelle église, et en fit la bénédiction le 29 mai 1703. Elle était sous le vocable de Notre-Dame du Val d'Osne. Telle est l'histoire de la translation, à Charenton-Saint-Maurice, des religieuses du Val Dosne, lesquelles ajoutèrent dès lors à leur règle l'adoration perpétuelle dn Saint-Sacrement. Aussi en portaient-elles sur la poitrine l'image sous la forme d'un soleil en cuivre doré (3).

(1) Le prieuré du Val d'Osne dépendait de l'abbaye de Molesmes et avait été fondé par Godefroy, sire de Joinville. Isolé, d'une part, situé sur les confins de la Lorraine, de l'autre, il avait été souvent livré au pillage et s'y trouvait toujours exposé. Le cardinal de Noailles, étant évêque de Châlons, avait déjà songé à le transférer dans une ville. Vassy avait même été choisi. Des lettres-patentes avaient été expédiées, mais elles étaient demeurées sans effet.

(2) La communauté avait à sa tête Henriette de Chauvirey, qui la gouvernait admirablement, en qualité de prieure, depuis quarante ans.

(3) *La Règle du Bienheureux Père S. Benoist avec les*

Nous savons, d'autre part, que derrière ce couvent s'étendait le *grand jardin de la Charité* ou de l'hôpital (1).

Au moyen de ces données historiques, nous arrivons facilement à la solution désirée. D'un côté, une rue de Saint-Maurice, étroite dans sa partie ancienne, porte le nom de Val-d'Osne.

constitutions du prieuré de Nostre Dame du Val d'Osne..., Paris, 1718, et surtout l'*Avertissement* qui précède ;

Helyat, *Histoire des ordres monastiques*, tom. VI, p. 390 et suiv., d'après les *Mémoires communiqués par la Rév. Mère Chauvirey;*

Félibien, *Histoire de la ville de Paris*, tom. II, p. 1448;

Lebeuf, *op. cit.*, p. 31 ;

Gal. Christ., tom. VII, col. 632.

En cas de divergence, nous donnons la préférence à la première source.

Il n'y avait exposition que les jeudis et en certaines fêtes solennelles. (Lebeuf, *Ibid.*, p. 32). Mais chaque religieuse faisait « son heure d'adoration », de sorte que le Saint-Sacrement n'était jamais un seul instant, soit de jour, soit de nuit, « sans recevoir les humbles hommages de quelqu'une. » (*La Règle du B. P. S. Benoist...*, p. 307.)

C'était, d'autre part, la règle mitigée du grand législateur de la vie monastique en Occident.

Ainsi, il était permis aux sœurs « de manger de la viande les dimanches, mardis et jeudis, excepté l'Avent et la Septuagésime... »

Ainsi on ne chantait pas Matines la nuit; mais, « depuis Pâques jusqu'au quatorzième septembre, inclusivement, le premier coup de Matines » se sonnait « à quatre heures, et depuis le quatorze septembre jusqu'à Pâques inclusivement, à quatre heures et demie. »

Ainsi le linge était en usage dans le monastère.

(*Ibid.*, p. 251, 127, 329).

(1) Cartes anciennes de topographie, à la mairie de Saint-Maurice.

Cette ruelle — ainsi s'appelait-elle autrefois —
a été cédée par les religieuses de ce couvent
pour relier la rue de Charenton à celle qui,
passant entre le couvent et le *grand jardin*,
conduisait à la place publique et à l'église (1).
D'un autre côté, le *grand jardin de la Charité*
est encore la partie ouest des terrains de la Maison de santé. Nous sommes donc en droit d'as-
signer pour principal emplacement du temple et
ses dépendances l'espace compris entre l'ancien
chemin de l'église, encore existant mais non
public, au nord ; la rue du Val-d'Osne, à l'ouest ;
le petit bras de la Marne (2), au sud ; et, à l'est,
une ligne coupant une portion de terrain de la
célèbre Maison de santé (3).

Le temple, visité quelquefois par le simple
controversiste, le fut souvent par le même personnage devenu curé de la paroisse sur le territoire de laquelle s'élevait l'édifice. Les pouvoirs
du controversiste n'étaient pas expirés ; et les

(1) Il faut savoir que le chemin d'en bas date seulement
de la seconde partie du xviiie siècle. Celui d'en haut n'a
été enfermé à l'intérieur de l'hôpital qu'à la condition de
cette servitude : l'ouvrir au public en cas d'inondation du
chemin d'en bas. Il y a, à la susdite mairie, une copie de
l'ordonnance royale rendue à ce sujet.

(2) Il faut savoir aussi que, ce chemin inférieur n'existant
pas, les propriétés s'étendaient jusqu'à la Marne.

(3) Cartes anciennes de topographie, à la même mairie.

succès du passé aussi bien que le zèle apostolique et les devoirs du pastorat lui en conseil-
lèrent un fréquent usage. « Il se trouvait à tous
les sermons des ministres — nous raconte Élie
Benoît avec une certaine humeur de sectaire —
et aussitôt qu'il les avait entendus, il montait
sur une espèce de théâtre, élevé sur quelques
tréteaux à la porte de son église, où il tâchait
de les réfuter (1). »

III

UN PROJET DE RÉUNION.

La conquête des dissidents par les victoires
théologiques, tel était le but ardemment pour-
suivi par François Véron, et seul ce but paraissait
s'offrir au zèle apostolique. Mais certaines con-
jonctures autorisèrent d'autres espérances, et
l'athlète, les partageant, déposa quelques instants les armes pour aider à leur réalisation.

Après avoir étudié à l'université d'Heidelberg,
Théophile Brachet de la Milletière, de retour à
Paris, exerça la profession d'avocat, puis se livra
aux études théologiques. C'était un Calviniste
zélé qui obtint, à titre de récompense, une charge

(1) *Histoire de l'édit de Nantes*, tom. III, p. 21.

d'ancien au consistoire de Charenton. Il osa écrire contre le ministre Tilénus qui conseillait aux religionnaires la soumission au roi de France. Il paya son audace de plus de quatre années de réclusion. Son arrestation eut lieu en 1627, et sa sortie de prison en 1632 (1). La réflexion, d'une part, le siège et la prise de La Rochelle, de l'autre, modifièrent singulièrement ses idées. Pourquoi des guerres religieuses ? Pourquoi ne pas plutôt s'entendre et cimenter ainsi la paix entre les deux Églises ? Ce fut sous l'influence de ces pensées qu'il publia quelques opuscules, dont le principal a pour titre : *Le Moyen de la paix chrétienne*. Celui-ci voyait le jour en 1636. La Milletière formulait un certain nombre d'articles auxquels Catholiques et Protestants devaient souscrire. Visant à une sorte de juste milieu, ces articles, loin de favoriser la pacification, soulevèrent, des deux côtés, des colères ou de l'aversion.

Suspect aux Catholiques, censuré par le syndic de Sorbonne, condamné par les dissidents au synode d'Alençon, le projet toutefois fut mieux accueilli par Véron. « Vingt-cinq ans y a que je maintiens et publie de vive voix en mes prédica-

---

(1) Moréri, *Dictionnaire*, art. *Milletière*.

tions et par plusieurs livres imprimés que le singulier moyen pour réunir à l'Église catholique ceux qui s'en sont séparés..., est de séparer exactement les articles de la foi catholique... d'avec toutes les doctrines qui ne sont pas élevées à cette dignité... » Ainsi parlait Véron au cardinal de Richelieu, en lui dédiant les commentaires sur ledit projet (1), commentaires donnés au public en 1639 et qui étaient le résumé, tant des discours prononcés en l'église de l'abbaye de Saint-Germain des Prés, que des leçons faites dans une *chaire royale du collège de France* (2).

(1) Il disait encore : « Tous les doctes sont et ont toujours été de cet avis. Vostre Éminence mesme dans ses doctes livres nous a enseigné ce procédé. »

Il paraît bien que l'illustre Grotius estimait les écrits de la Milletière, et considérait l'auteur comme *plein de piété, aimant la paix* et *ayant toutes les connaissances nécessaires pour la procurer.* (Moréri, *Dictionnaire, ibid.*)

(2) *Le moyen de la paix chrestienne*, p. 3 : « Je représente, disait Véron, à ceux de l'une et de l'autre religion cette voye d'accord en ce lieu public et dans ma chaire royale du collège de France, pour y porter les esprits de tous, et lever les appréhensions que pourroient avoir les uns et les autres. » Ceci montre que, sans être titulaire, le controversiste donnait des conférences au collège de France Tel est le sens naturel du passage; car, après avoir emprunté de longues années au collège de Cambray les salles de leçons, le collège de France, sous ce rapport, se suffisait à lui-même depuis 1634, année de l'achèvement des nouvelles constructions. (*Mém. hist. et litt. sur le col. roy. de France*).

Nous lisons aussi dans un livret du même auteur et de la

Bossuet ,quelques années plus tard, écrivait dans un but semblable :

> J'ai cru que rien ne leur pourrait être plus utile (aux Protestants) que de leur expliquer ce que l'Ecriture a défini dans le concile de Trente touchant les matières qui les éloignent le plus de nous, sans m'arrêter à ce qu'ils ont accoutumé d'objecter aux docteurs particuliers ou contre les choses qui ne sont ni nécessairement ni universellement reçus (1). »

Ce n'était pas assurément que Véron adoptât la doctrine renfermée dans les articles. Mais il y avait là un ensemble de choses qu'il ne fallait pas négliger. Pourquoi ne pas se montrer conciliant en présence de conciliantes ouvertures ? Pourquoi ne pas voir en tout cela un point de départ pour arriver à un accord?

même époque, et dont il va être parlé, la *Révocation des sieurs Cupif et Monot*, p. 3 : « Je réfute en mes prédications en l'abbaye de Saint-Germain des Prez, chaque dimanche à quatre heures après midi, et en mes leçons de controverses ez excholes royales du collège de France, de Cambray, chasque jour, à cinq heures au soir, ladite *Déclaration* et les prétendues *Raisons* y contenues. » Ici probablement, c'est le simple collège de Cambray qui est désigné. Mais dans le premier passage, il est question du *collège de France, sine addito* : pourquoi ne pas prendre es mots dans le sens obvie? Est-ce que Véron, nous le marquerons plus loin, ne donna pas aussi des leçons de controverse au séminaire de Saint-Sulpice ? Toutes les chaires lui étaient bonnes, pourvu qu'il pût espérer du fruit pour sa parole.

(1) *Exposition de la doctrine catholique sur les matières de controverse*, in init.

La première chose à opérer, c'était de faire disparaître les malendus qui, de part et d'autre, semblaient assez nombreux. S'il y avait d'ordinaire malentendu de la part des ministres qui prenaient « les opinions scolastiques pour doctrine de la foi catholique, » il y avait aussi et trop souvent malentendu de la part des théologiens orthodoxes qui interprétaient dans un « autre sens » l'enseignement de leurs adversaires. Le moyen se trouvait tout indiqué pour les Catholiques : présenter la doctrine « en sa native beauté ». Par conséquent, s'agissait-il de dogme et de discipline ? Il ne fallait s'arrêter, ni aux «diverses opinions problématiques de nos docteurs sur tel ou tel sujet, » ni à ce qui est contenu dans le « Décret de Gratien » , dans les « conciles provinciaux, » dans les Décrétales , à moins que ces livres ne rapportent les « définitions universelles de l'Eglise. » Se plaçait-on au point de vue historique ? On ne devait pas hésiter à faire le sacrifice «de ces légendes dorées de Voragine et autres semblables, remplies de faux miracles et contes fabuleux, enchérissant pardessus Siméon Métaphraste ès Vies de saint Georges, de sainte Ursule, de sainte Marguerite et de plusieurs autres... »

Déja hardi dans quelques-unes de ces appré-

ciations ou concessions, Véron devenait téméraire, lorsque, pour entrer dans les vues de
la Milletière, il écrivait au sujet de la papauté :

Qu'on se contente de professer cètte autorité
universelle, et qu'on s'abstienne de ces trois autres
droits, de les prêcher et mettre dans les livres qui
viennent ès mains du peuple, et de toutes autres voies
par lesquelles on pourrait penser que ce fussent articles
de foi, savoir : *que le pape soit infaillible, séparé du
concile universel; qu'il soit par-dessus le concile
universel et qu'il ne puisse être jugé d'icelui ; qu'il ait
autorité, même indirecte, sur le temporel des rois.* Je ne
dis pas qu'on définisse ces querelles et qu'on croie le
contraire ; mais seulement qu'on rejette ces débats
dans l'école, ou plutôt qu'on n'en parle en aucune
manière.

Nous le comprenons, sans embrasser d'autres
points dans notre analyse, il n'est pas éton-
nant que Véron ait suscité des contradictions
ardentes et se soit vu forcé d'interrompre ses
prédications à Saint-Germain des Prés. « Cela
m'a contraint, disait-il, de jeter l'ancre durant
cet orage, au milieu de cette course si heureuse
à pleines voiles vers le port de la paix. »

Il ne voulut pas rester sous le coup des attaques. Mais ses *Apologies* firent plus d'honneur

à sa bonne foi qu'à la précision de sa doctrine (1).

IV

UNE REPRISE D'ARMES.

Deux apostats, Cupif et Basile de Rouen, ou
Clouet, de son nom patronymique, occasion-
nèrent une reprise d'armes.

Cupif, docteur de Sorbonne, était curé
en Anjou, lorsque, en 1637, il passa au calvinisme. Basile, originaire d'un village près Rouen,
avait dans « un ordre sévère » — nous ne saurions
dire lequel — ajouté au vœu sacerdotal les trois
vœux de religion, et s'était fait en Normandie
certain renom comme prédicateur; son apostasie
est à peu près de la même date. On rapporte que

(1) *Le moyen de la paix chrestienne, en la réunion
et réduction générale de ceux de la religion prétendue
réformée à l'Église catholique...*, presché....., Paris, 1639.
Citations empruntées à la Dédicace et aux pag. 53, 23 et 35
du livret.

Véron écrivait même une *Apologie du sieur de la Milletière*, qu'il soumettait, comme les siennes, « à ceux indiffé-
remment de l'un et l'autre party. »

En 1631, Véron avait publié *Voye d'accord et de réunion en la religion*. La proposition était adressée au synode
national de Charenton. Mais, pour atteindre ce but désirable, il ne demandait autre chose que l'application de sa
méthode.

chez les deux la passion fut la cause détermi-
nante, fait d'ailleurs assez ordinaire dans ces
sortes de désertions (1). Mais, pour le public, ils
rédigèrent ou signèrent chacun une *Déclarations*, essayant de puiser dans des prétextes
de plus en plus vains la justification de leur
prévarication. A les entendre donc, sérieux et
graves-étaient les mobiles de leur conduite : le
sacrifice de la messe, la présence réelle, l'invoca-
tion des saints, le culte des images, l'existence du
purgatoire, le mérite des œuvres, l'autorité du
pape, autant de dogmes qu'ils ne pouvaient admettre, en même temps qu'ils regrettaient la
suppression de la communion sous l'espèce
du vin. La Sorbonne porta un décret d'exclu-

(1) Cupif se serait pris d'amour pour une demoiselle
protestante du nom de Rité. Celle-ci, cependant, n'aurait
pas voulu consentir au mariage, alléguant qu'infidèle à sa
religion, Cupif le serait également à son épouse. (V. Moréri,
Diction.)

Véron a écrit au sujet de Basile : « En contr'échange de
la *Déclaration* qu'on vous a publiée à Charenton ces jours
passez d'un certain Basile de Rouen, prédicateur parmy nous,
auquel la lubricité et le chastiment luy pendant sur la
teste par la justice de l'ordre sévère, duquel il a quitté
l'habit, ont fait faire naufrage de sa foy... » (*Révocation des
sieurs Cupif et Monot...*, p. 1.)

L'auteur marque plus loin que le susdit Basile, après
avoir eu de « grandes libertez » dans sa jeunesse, avai
débauché une fille de Rouen et l'avait rendue mère. A la
fin de l'opuscule, nous voyons que les attestations ne faisaient pas défaut.

sion contre Cupif. Basile quitta son couvent.

Plus tard, le bruit vint à circuler que Cupif
était rentré dans le giron de l'Eglise. Mais le
déserteur le démentit par une lettre en date
de 1639 (1).

Véron, toujours sur la brèche, pulvérisa, par
une argumentation méthodique (2), les *Déclarations* des apostats. Toutefois, à ses yeux, ce
ne fut pas assez. Ces *Déclarations*, selon lui,
avaient été « composées par du Moulin et publiées par lui comme un épitomé de toutes les
controverses et de tous ses livres et de ses collègues. » Le champion de la cause catholique y
opposa un autre *Epitomé* où on lisait la *Réponse
abrégée à tous les livres des ministres* (3).

A la suite de ces derniers, c'est-à-dire
d'Aubertin, Le Faucheur, Mestrezat, Daillé,
Drelincourt, nous trouvons les noms d'Amyraut

(1) *France protestante.*
(2) *Response entière aux Déclarations...*
(3) *Petit Épitomé de toutes les controverses...*, cit., p. 7.
Sources générales :
Response entière aux Déclarations de Basile et Cupif;
*Révocation des sieurs Cupif et Monot, leur fuitte et
retour de Sedan, jadis apostats et maintenant pénitens,
avec la cause de la cheute de Basile indiquée*, opuscule où
l'on voit que Véron, non seulement croyait à la conversion
de Cupif, mais encore l'affirmait ;
*Petit Épitomé de toutes les controverses de religion en
ce siècle, selon la méthode de S. Augustin...*, Paris, 1641.

et de Blondel. Nous n'avons pas à nous occuper
d'Amyraut. Mais quelques lignes doivent être
consacrées à Blondel.

Enfant de Châlons-sur-Marne, ministre
d'Houdan en 1614, Blondel se distinguait entre
tous par ses connaissances en théologie et en
histoire, et prenait rang parmi les plus habiles
critiques de l'époque. Sa plume avait déjà gratifié le public de plusieurs écrits sur les matières
controversées, lorsque, en 1641, il produisit son
Traité historique de la primauté en l'Eglise,
œuvre, on lecomprend, dans laquelle il atta-
quait les prérogatives du siège apostolique.
« Un nouvel Allophyle, écrivait Véron, ou Ca-
liphe d'une secte démocratique, suspecte à la
monarchie et opposée à la hiérarchie de l'Eglise,
a publié ces jours derniers un gros volume contre
la hiérarchie de l'Eglise (1). » Dans cet ouvrage,
les *Annales* de Baronius, les *Controverses* de
Bellarmin, la *Réplique* du cardinal du Perron,
étaient confrontées avec la *Réponse du séré-
nissime roi de la Grande-Bretagne* (2).

La même année et sous le même titre, mais
en moins de pages, Véron entreprit et mit au

(1) Dans *Petit Épitomé*, Dédicace.
(2) *France protestante.*

jour la réfutation de l'œuvre protestante. Cette
fois encore, le docteur catholique ne fut pas heureux : rédigé dans le même sens que le *Moyen
de la paix chrétienne* et avec des concessions
analogues, l'ouvrage ne parut pas irréprochable
à Rome et il fut mis à l'index au mois de
janvier l'année suivante (1).

V

COMBAT AVEC DE NOUVELLES ARMES.

Véron reprochait aux ministres de tenir secrète,
autant qu'ils pouvaient, la discipline qui régis-
sait leur Église. Il ne connaissait qu'une édition,
faite par eux, de cette discipline, et elle remontait
aux origines mêmes du calvinisme en France.
Depuis, bien des changements y avaient été ap-
portés. Pourquoi ne pas les avoir fait connaître ?

---

(1) De Baker, *Bibliothèque*,.... art. *Véron*, n° 54 ; Labouderie, *Notice sur la vie de François Véron et sur ses ouvrages*, au commencement de la *Règle générale de la foi
catholique*, édit. de 1825, p. xxxviii. Suivant Arnauld,
cité par M. Labouderie (*Ibid.*), « le P. Véron étoit fort
brouillé avec M. Hallier, docteur et professeur de Sorbonne,
et on croit que ce fut lui qui fit censurer à Rome, où il avoit
beaucoup de crédit, le traité de ce célèbre controversiste,
De la Primauté du Pape, parce qu'il n'y disoit pas tout ce
qu'on eût désiré. »

Marcha, sieur de Pras, en avait, après sa conversion, divulgué un certain nombre dans
l'édition, donnée par lui en 1619, de cette loi
de l'Église réformée. Mais le synode national
de Charenton de l'année 1631 en avait intro-
duit d'autres encore. Véron, ayant obtenu une
copie de cette dernière révision, fit imprimer,
en 1643, *la Discipline des églises prétendues
réformées,* non pas avec de simples remarques,
comme le sieur de Pras, mais en plaçant sous
chaque article la censure motivée qui lui convenait (1). Précédemment en quelques pages, il
montrait d'une façon générale que cette discipline était nulle par défaut d'autorité dans les
législateurs, condamnable par sa nouveauté,
opposée à l'Écriture, aux conciles et aux saints
Pères, contraire en plusieurs points aux édits du
roi et lois du royaume, enfin en désaccord en
plusieurs points aussi avec la propre confession
de foi des dissidents (2).

---

(1) Heureux de la communication qui lui avait permis de
produire ce volume, il écrivait au roi : « Je découvre et
présente à Vostre Majesté... *ce cassetin,* contenant les mémoires secrets ou menées qu'autres pourroient appeler
cabale; je les nommerois volontiers : *Arcana ministro-
rum...* » (*Au roy, in init.* de la *Discipline.*)

(2) Il avait déjà attaqué cette discipline, pour répondre
au *Jubilé* de Mestrezat, dans un petit traité ayant titre :
*Articles secrets de la cabale ou Discipline ecclésiastique
des ministres par eux cachez, vubliez et réfutez, par...,* s. d.

C'est ainsi que devant l'athlète s'était ouverte une nouvelle arène, qu'avaient surgi de nou- veaux ennemis ; et, trempant des armes spé- ciales, il était descendu avec ardeur dans l'arène et avait frappé vaillamment les ennemis (1).

Avant lui, du Perron et Bellarmin l'eussent fait, si leur bravoure et leur science stratégique avaient été aussi favorisées.

Pour lui, un quadruple devoir lui imposait alors la lutte : devoir envers le roi dont la volonté était méconnue, devoir envers l'Église dont la mis- sion divine apparaîtrait plus incontestable en- core, devoir comme curé de Charenton où le calvi- nisme avait établi « sa principale place d'armes, » devoir enfin qui découlait de ses fonctions de « prédicateur » de Sa Majesté « pour les contro- verses » et « d'écrivain » attitré par le clergé.

Il ne se proposait que deux choses : la gloire de Dieu et le salut des âmes. « Je ne demande rien pour moi, disait-il, content d'être seulement

(1) Il disait à l'archevêque de Paris : « La doctrine est comme l'âme de l'Église ; et la discipline en est comme le corps, les os, les nerfs, le maintien, sans laquelle nulle Église, nulle milice, nulle communauté ne se peut conser- ver. Notre ost demeurant bien serré est invincible ; leur armée mise en désordre est aisément vaincue. » (*A Mon- seigneur...*, *in init.* de la *Discipline.*) Il ajoutait : « Si mes combats contre la doctrine vous ont agréé..., continuez à nous donner à tous votre bénédiction. »

curé de Charenton, de deux cents livres de revenu. » C'était l'espérance dans l'âme qu'il poursuivait ce double but, car il voyait dans les Protestants des frères égarés, « des sujets déçus, bons Français par sang et naissance, mauvais par leur religion et par cette discipline qui tend entière à la démocratie... »

Toutefois, sans demander la suppression de la liberté de conscience, liberté que la « bonté suréminente » de Sa Majesté autorisait en France, liberté que les Protestants n'accordaient pas dans les pays où ils dominaient, à Genève, en Hollande, dans les trois royaumes d'outre-Manche, sans demander rien de cela, il était certains chapitres sur lesquels il convenait d'appeler l'attention du roi. Ainsi de la loi dont il fallait exiger l'exacte observance (1). Ainsi des formules de prières et des prescriptions liturgiques, dont la révision paraissait utile. Pour mettre à même de procéder sûrement, il sollicitait du roi la communication des *Actes de vingt-sept synodes nationaux*, actes qui se

---

(1) Véron signalait une transgression particulière par ces mots : « Qu'ils ne tiennent plus leurs consistoires dans Paris, comme ils font chaque sepmaine, changeans de maison souvent pour n'être pas surpris. » (*Au roy*.) Il signalait aussi comme illégal le *Décret d'union avec les Luthériens*. (*Ibid.*)

trouvaient aux Archives de Charenton ; « à ce que, disait-il, les ayant vus et examinés, conformément à ma charge de prédicateur de Votre Majesté et écrivain du clergé pour les controverses, j'en puisse extraire et vous représenter ce que j'y trouverai être contraire à vos édits (1). »

VI

ATTAQUE ET DÉFENSE.

Nous avons vu que la doctrine exposée par Véron sur les prérogatives de la papauté, dans le but de favoriser le retour des Protestants, avait donné prise à la critique. Nous avons vu aussi que le docteur essaya une justification qui, sans doute, ne parut pas suffisante (2). Sur la

(1) Les citations sont empruntées à la lettre au roi ; le récit en est tiré en grande partie, puis de la lettre à l'archevêque, de la préface et du corps de l'ouvrage.

(2) Vers le même temps, il avait aussi à répondre à un ministre qui avait publié, en 1638, un livret sous le titre de *Véron exploitant partout le royaume de France*. M. Labouderie résume ainsi cet ouvrage : « Le ministre accuse l'Église romaine de croire que les fraudes pieuses sont de mise, qu'il n'y a point de danger de faire mal, afin que bien en advienne, et que c'est une action louable d'opprimer un ministre de calomnies. » Fausses imputations que le controversiste entreprit de mettre à jour dans une nouvelle *Apologie*, Paris, 1639, brochure où, selon l'historien précité, le réfutateur appuie trop sur les *personnalités*. (Ouvr. cit., p. xxxv.)

demandé du cardinal de Richelieu, ami du controversiste, ce dernier signa, le 15 décembre 1641, par conséquent avant la censure de Rome, en présence de trois docteurs de Paris, Jacques Lescot, Hardouin de Péréfixe, Henri de la Motte, qui la signèrent également, une profession de foi, sous le titre de Déclaration, touchant l'infaillibilité de l'Eglise, sa prérogative de juge des controverses, la primauté du pape, son pouvoir universel dans l'ordre spirituel. On l'avait encore accusé de n'être pas assez théologique relativement à la transsubstantiation ; car ce dogme forme un article de la Déclaration, et le mot et le fait divin sont parfaitement reconnus par le signataire.

Un prêtre habitué de Saint-Eustache, du nom de Binard, avait pris rang à la tête des accusateurs. S'il garda quelque temps le silence en présence de la Déclaration, c'était pour s'armer de la plume et reparaître sur la scène avec un livre également accusateur. « L'ignorance de ce calomniateur, qui n'a jamais fait son cours ni en philosophie ni en théologie, est cause qu'il a mal conçu, rapporté à plusieurs personnes et écrit en son livre ce que le dit suppliant avait dit doctement et solidement en ses prédications et en tous ses écrits. »

Ainsi s'exprimait Véron dans sa supplique *au roi et à la reine régente*, à l'effet d'obtenir la condamnation du *libelle diffamatoire*, avec la suppression des passages injurieux et mensongers, et, en même temps, une réparation d'honneur que l'équité royale devait déterminer.

A la supplique était joint un mémoire justificatif.

On accusait Véron d'avoir embrassé les erreurs de la Milletière. Rien n'était plus faux. Il avait fait un accueil bienveillant au projet de ce dernier; il avait même encouragé ce nouvel athlète dans la guerre qu'il dirigeait contre le calvinisme, « lorsque ce ministère de la Milletière pouvait être utile à une conversion générale (désirée) par une puissance supérieure, très docte, de très grande autorité et qui pouvait désintéresser les ministres d'erreurs...(1). » Mais qu'il y avait loin de là à l'admission ou profession d'hérésies ! Et, quand tout espoir d'entente fut perdu, la lutte avait repris et se continuait. Naguère, à l'apparition d'un nouvel ouvrage de la Milletière, *Le Pacifique*, Véron ne l'avait-il pas réfuté dans la chaire de Saint-Sulpice (2), avant même

(1) Il visait le cardinal de Richelieu.
(2) Il avait alors été appelé à cette chaire par M. Olier, qui avait établi des conférenses pour la conversion des

que la faculté de théologie de Paris ne lui infli-
geât la censure méritée (1)?

Les arguments de l'accusé se trouvaient for-
tifiés par les attestations qu'on lui avait délivrées.
C'était d'abord celle du P. Brachet, prieur de
Saint-Germain des Prés, lequel avait assisté
plusieurs fois aux prédications du P. Véron,
et même à celles qui roulaient sur le *moyen de
de la paix chrétienne*. Or, disait le prieur,
« nous n'avons rien entendu ni remarqué qui
ne soit véritable, rien qui ne soit orthodoxe et
conforme à la doctrine de l'Eglise catholique,
apostolique et romaine, rien qui ne soit très
utile pour rappeler plusieurs dévoyés, et rien
qui ne soit très efficace pour réduire et convaincre
généralement ceux de ladite religion prétendue
réformée. » Cette attestation, portant la date
du 17 novembre 1639, avait dû être produite
déjà lors des premières accusations. Une seconde
attestation fut, à n'en pas douter, rédigée pour la

hérétiques. Le prédicateur parlait plusieurs fois la semaine.
Il continua ainsi assez longtemps. Il donna même des
leçons de controverse au séminaire de Saint-Sulpice.
(*Vie de M.Olier*, par M. Faillon, Paris, 1841, tom. I, p. 460.)

(1) Il reproduisait aussi une courte *Response au livret de
Binard en ce qui le touchait*.
Il paraît que ce dernier, par crainte d'une condamnation,
niait que dans son ouvrage il fût question de Véron. Mais
le controversiste établissait péremptoirement que *l'auteur
du libelle diffamatoire parlait du P. Véron*.

circonstance présente, puisqu'elle est datée du 9 août 1644. Elle émanait de la *Congrégation de la Propagation de la Foi établie à Paris* (1). Nous y lisons que Véron était « de singulière piété et intégrité, de conversation très bonne et très édifiante et chrétienne, de très profonde érudition et très sainte doctrine. » Nous y rencontrons ensuite ces expressions : « Mais qu'a besoin de nos témoignages ce grand homme dont la louange est en ‖l'Evangile par toutes les églises, principalement de France; qui seul a plus vaincu de ministre s... qu'aucun autre n'en peut avoir vus, plus tout seul converti d'hérétiques à la foi catholique qu'un million d'autres ? »

(1) Il s'agit de la « Congrégation de l'Exaltation de la Croix pour la propagation de la foy à l'encontre de toutes sortes d'hérésies. » Tel est le titre qu'elle porte dans le *Tesmoignage.* Véron la qualifiait d'« illustre congrégation; » et il était lui-même appelé « un des deux modérateurs » dans les « disputes » scolastiques qui avaient lieu au sein de cette congrégation. Il ne faudrait pas voir là la réalisation du projet primitif de Véron. Mais ce projet n'a pas dû être étranger à la naissance de cette congrégation. En tout état de cause, Helyot s'exprime ainsi sur ce point : « Plusieurs personnes d'une éminente vertu s'étant unies ensemble à Paris, l'an 1632, pour chercher les moyens convenables d'avancer la propagation de la foi, leur assemblée fut érigée, le 14 septembre, en congrégation sous le titre de *l'Exaltation de la sainte Croix...* » Confirmée par un bref de juin 1634, cette nouvelle congrégation fut autorisée par lettres-patentes de mars 1635. (*Histoire des ordres monastiques,* tom. VIII, p. 84.)

Enfin, l'accusé était en droit d'invoquer les suffrages de l'illustre faculté de théologie de Paris, car les œuvres de l'écrivain reproduisant les paroles de l'orateur ont toujours été revêtues de l'approbation de quelques docteurs de cette faculté, lesquels, selon l'usage, demandaient préalablement à la docte assemblée le *pouvoir de les lire et approuver*. Du reste, si ce n'était assez, il soumettait de nouveau spontanément sa doctrine au jugement solennel de la faculté, à la condition toutefois d'être entendu au sein de l'assemblée ou de s'y faire représenter.

Nous n'avons rien trouvé qui indiquât que l'affaire eût des suites. La justification de l'accusé dut paraître suffisante; et on dut laisser à l'opinion publique le soin de faire justice de l'acte de l'accusateur (1).

VII

LA SENTINELLE VIGILANTE.

Deux synodes nationaux, ceux de 1623 et de 1631, s'étaient tenus à Charenton. Celui de

(1) B. N., Impr., Recueil de pièces concernant la justification du P. Véron.

1644 s'y trouvait séant. Mais le curé de l'endroit se tenait à son poste, sentinelle vigilante et prête au combat.

Le roi avait désigné un de ses conseillers, le sieur de Cumont, pour assister en son nom à ce synode. Véron, en lui faisant tenir quatre exemplaires de la *Règle générale de la foi catholique,* nouvel ouvrage non encore livré au public, se hâta de lui signaler les répréhensibles manœuvres des Calvinistes et les infractions aux édits dont ils se rendaient coupables.

Il demandait :

Qu'il fût interdit à ces hérétiques d'imputer à l'Église catholique des doctrines de foi qu'elle n'enseignait pas ; et permis à lui de se rendre à leurs prêches pour constater leur soumission ou leur désobéissance, et déposer plainte devant qui de droit ;

Que le *Décret d'union avec les Luthériens,* porté au dernier synode en 1631, fût annulé, comme contraire tant aux édits qu'à la jurisprudence de la cour de parlement, car celle-ci comme ceux-là ont toujours exclu les sectateurs de Luther ;

Que la prière pour le roi fût rétablie dans les livres liturgiques ; car autrefois l'on chantait aux temples : *Seigneur, plaise-toi de défendre et maintenir le roi ;* et maintenant : *Seigneur, plaise-toi nous défendre ;* substitution absolument inadmissible ;

Que dans la loi disciplinaire on ne se permît de donner, en les autorisant, contrairement à la législation, une sorte de consécration aux prétendus mariages des prêtres et des moines ;

Que le consistoire de Charenton ne se tînt plus à Paris, chaque lundi, ce qui était une autre violation de la loi (1).

Il terminait en disant : « Faites qu'on ne vende plus de viande en carême et qu'on n'en mange ès hôtelleries, ni les ministres chez M. Arnault, à Charenton, comme on a fait toutes les autres années (2). »

Cette supplique était adressée au sieur de Cumont, dans l'espérance qu'on y ferait droit, « pour ne contraindre pas ledit Véron en sa qualité de se pourvoir par des voies plus rigou-

---

(1) Il y avait des articles de bien peu d'importance et frisant même la puérilité. Sans parler de la cessation demandée du chant des psaumes dans le trajet de Charenton à Paris, il voulait qu'on condamnât l'emploi de ces mots : *la tyrannie de l'Antéchrist.*

(2) Quel est ce M. Arnault? « Ce nom, dit la *France protestante,* se rencontre fréquemment dans les annales du protestantisme ; mais beaucoup de ceux qui l'ont porté, y occupent si peu de place qu'en les tirant de l'oubli où ils sont tombés, nous craindrions d'être accusés de descendre à des minuties. »

reuses de justice et raisonnables : par *Requête au parlement et au roi en son conseil.* » La *Requête* était même rédigée, et il en donnait communication au représentant royal.

Par acte de sergent, il faisait signifier au synode lui-même, en le gratifiant d'un exemplaire de la *Règle générale de la foi catholique,* ses plaintes et ses projets. Dans cet acte, il ajoutait la demande d'une conférence avec les ministres.

Tout nous porte à croire que les choses en demeurèrent là, tant de la part du curé et du commissaire royal que de celle des ministres (1).

Si Véron parlait et agissait ainsi, c'est qu'il en puisait le premier devoir dans les intérêts du catholicisme, et le second dans sa charge de pasteur, car il y avait péril pour les âmes qui lui étaient confiées. Mais, disait-il dans une lettre particulière à *MM. les ministres du synode,* « ne trouverons-nous jamais moyen d'accord en chose que nous tenons être de si grande conséquence? Qui ne coopérera plutôt à

(1) Il paraît bien cependant que Véron essaya une autre attaque, car nous trouvons dans l'ouvrage déjà cité du P. de Backer, nº 71-76 : *Requeste de Fr. Véron, curé de Charenton-Saint-Maurice, contre la demande faicte par les Protestants d'une déclaration royale, afin d'obtenir un établissement dans ce bourg,* 1645.

cette réunion? Qui n'en recherchera les voies?
Qui les empêcherait se montrerait ennemi de
l'Église et du roi et de la religion et de
l'État (1). »

C'était la pacification entre les deux Églises,
par la réunion de la protestante à la catholique,
qu'il ne cessait de poursuivre, œuvre capitale
dont il espérait favoriser la réalisation en donnant au public sa fameuse *Règle générale de
la foi catholique* (2).

VIII

UN LIVRE CLASSIQUE.

L'auteur commença par éliminer plusieurs
points de doctrine qu'à tort on attribuait à
l'Église catholique dans le parti protestant.
C'étaient, ou des inventions, ou des erreurs historiques, ou des croyances et pratiques particulières. Les inventions étaient l'œuvre d'une
malice hostile ; l'Église demeurait étrangère aux
erreurs commises dans le domaine de l'histoire,

(1) Ces différentes pièces se trouvent au commencement
de la *Règle générale de la foy catholique*, édit. de 1645.
(2) L'édition porte le millésime de 1645.

aussi bien qu'aux croyances admises et aux pratiques suivies par les individus ou dans certaines parties de la chrétienté. Dans l'un et l'autre cas, porter accusation contre l'Église catholique était le fait de la mauvaise foi ou, si l'on préférait, d'une ignorance monstrueuse et coupable. Oui, là il y avait imposture, à des degrés différents sans doute, mais il y avait imposture. Pour signaler trois ou quatre points, il y avait imposture à dire que les papes étaient au-dessus du droit et qu'ils plaçaient leurs constitutions au-dessus des Écritures canoniques; il y avait imposture à prétendre que le Saint-Siège accordait des indulgences de onze mille et même de cent mille ans; il y avait imposture à affirmer que l'Église catholique se faisait la patronne des faux miracles qu'il a plu à certains auteurs, mal informés ou crédules, de consigner dans leurs livres; il y avait imposture à lui reprocher la pieuse croyance des Carmes, à savoir que, dans l'hypothèse où ils devraient passer par le purgatoire, ils seraient délivrés le samedi qui suivrait leur mort (1).

(1) *Eschantillon et indice des doctrines imposées à la foy et pratiques de l'Eglise romaine, fausses, ridicules, impies, idolâtriques et blasphématoires.* Nous nous servons, à moins d'indication contraire, de l'édition in-fol. de 1645.

Une autre élimination était à faire.

Comme ès guerres politiques, aussi en ces spirituelles, il importe beaucoup, tant en la défense des places assiégées, de se bien retrancher et abandonner les dehors non soutenables..., qu'en l'attaque, de donner par où il faut, quand la brèche est raisonnable, et la force des attaquants suffisante pour emporter la ville. Je veux dire à notre propos que le singulier moyen, tant pour bien défendre notre religion catholique contre les attaques de ceux des bandes débandées, que pour abattre leur Babylone ou pour faire abjurer leurs erreurs et embrasser les vérités catholiques, est de séparer exactement les articles de la foi catholique, c'est-à-dire à laquelle tous sont obligés sous peine d'hérésie et d'anathème, d'avec toutes les doctrines qui ne sont pas élevées à cette dignité, que nous nommons scolastiques... (1).

Comment espérer cette séparation?

D'abord, en précisant bien le principe constitutif de l'article de foi catholique. Or, deux choses sont nécessaires pour constituer cet article de foi : la révélation divine dans l'Écriture-Sainte et la proposition obligatoire de l'Église, proposition qui découle d'une définition formelle ou bien d'une définition implicite dans la croyance universelle et constante des pasteurs et des fidèles.

(1) Préface, p. 1.

Tout ce qui est de cette nature est article ou doctrine de foi catholique. Nulle autre doctrine n'est article de foi catholique, soit que la première condition lui défaille, savoir la susdite révélation divine ; soit la seconde, qui est ladite proposition faite par l'Eglise universelle : telle doctrine est une doctrine inférieure, certaine ou problématique, vraie ou fausse, abus ou superstition, selon les conditions de chacune (1).

Ainsi ne sont articles de foi catholique

Ni les révélations et miracles postérieurs aux âges apostoliques et que nous lisons dans la vie des saints ;

Ni les propositions extraites de l'Écriture-Sainte, mais diversement interprétées par les Pères ou les docteurs ;

Ni les conséquences logiques qui se tirent des articles de foi ;

Ni ce qui est contenu dans le *Corpus juris canonici* ;

Ni les décrets qui ne s'adressent pas à l'Église universelle ;

Ni le *dispositif* des *chapitres* et des *canons*, mais seulement ce que renferment ces chapitres et ces canons ;

Ni les constitutions des conciles provinciaux ;

Ni les définitions ou pratiques universelles

(1) *Règle générale de la foy...*, p. 3.

de l'Église qui ont pour objet la discipline ou l'application de la morale (1).

Telle est la règle générale qui doit présider au travail de classement. Une fois posée et expliquée, l'auteur en fait l'application aux différents points controversés : la papauté, l'Eucharistie, le sacrifice de la messe, le culte des saints et des images, le mérite des œuvres, le purgatoire, les indulgences...

Je peux dire, ajoute-t-il à la fin de l'importante et consciencieuse étude, que cette seule séparation est une réponse briève et solide, je ne dis pas seulement au tiers, mais aux neuf parties, le tout faisant dix, de tous et un chacun des livres et prêches des ministres faits et publiés jusques à maintenant. Ne proposer que ce qui est article de foi parmi nous, bien séparé de toute autre doctrine scolastique, problématique, erreur populaire ou simple calomnie des ministres, c'est enclouer tous leurs canons, les obliger au silence, réduire tous leurs livres à de vaines *schio-machies* et combats de leurs ombres (2).

Bien accueillie par l'assemblée du clergé à

(1) Véron ne parle pas ici, comme dans sa Méthode, de l'interprétation d'un texte par un autre texte ; mais ce qu'il a dit précédemment doit être maintenu.

Il ne parle pas non plus des décrets du souverain-pontife : l'infaillibilité papale ne formait pas encore un dogme de notre croyance.

(2) *Ibid.* p. 44.

qui elle fut dédiée (1), approuvée par un grand
nombre de docteurs de Sorbonne, irréprochable
aux yeux de la faculté de théologie de Paris,
qui en prit connaissance en réunion plénière (2),
la *Règle générale de la Foi catholique*, si elle
n'obtint pas le résultat désiré, devint et est
demeurée classique.

Une traduction latine en fut faite. Prenant
place [dans le second volume des Controverses
des frères Wallembourg en 1681 (3), imprimée
à Louvain en 1702 (4), cette traduction, soit
dans toutes ses parties ou sa forme complète,

(1) L'auteur disait : Je vous présente et soumets à vos
jugements cette pièce secrète, désignée pour être le fonde-
ment d'un temple de paix chrétienne, projeté par un David,
homme de guerre, mais réservé par la Providence divine à
Salomon le pacifique, à votre assemblée... » La dédicace
porte cette date : « De mon eschauguette ou place frontière
et d'armes de Charenton, ce 15 de septembre 1645. »
(*A Nosseigneurs de l'assemblée générale du clergé...*,
édit. de 1825, p. xcvii.)
(2) Voir ces diverses approbations au commencement de
l'édition de 1645.
(3) Nous lisons dans l'Avertissement : « Æstimamus hunc
tractatum adeo excellentem, ut merito plurimum fiat apud
illos qui operam salutarem impendunt reducendis erranti-
bus ab hæresi et schismate ad unitatem veritatemque
Ecclesiæ catholicæ. »
(4) L'éditeur s'exprimait en ces termes : « Sane fatendum
est hanc regulam eruditam admodum esse et accuratam,
in qua et singulari diligentia et exactissima cura discernun-
tur ea quæ fide catholica tuenda sunt ab eis quæ tantam
in Ecclesia auctoritatem nondum meruerunt. »
Ces deux citations sont empruntées à M. l'abbé Labou
derie, *op. cit.*, p. lxvi, lxvii.

soit dans des abrégés, eut de nombreuses
éditions tant en France qu'en Allemagne,
en Italie et en Espagne, dans le XVIIIe et
même dans le XIXe siècle (1).

En dehors des écoles théologiques, les éloges
ne firent pas non plus défaut.

Nous connaissons déjà le sentiment de Leibnitz (2). Celui-ci écrivit à Bossuet, de la part
d'un prince allemand, pour connaître l'opinion
du grand évêque à qui il adressait en même
temps l'ouvrage. Comme il s'agissait d'une
traduction latine : *Secretio eorum quæ de fide
catholica ab iis quæ non sunt de fide...*, (3).
Bossuet demanda « un court délai », pour lire
et apprécier le volume. Quelques jours après, le
30 janvier 1700, il donnait cette réponse :
« Pour le livret intitulé *Secretio*. etc., il est
très bien dans le fond. On en pourrait retrancher
encore quelques articles; il y en aurait quelques
autres à éclaircir encore davantage. Pour entrer
dans un plus grand détail, il faudrait traiter

(1) Voir, pour ces diverses éditions et même pour d'autres
encore, le P. de Backer, *op. cit.*, n° 58.

M. l'abbé Migne a donné place au *De regula fidei cathol.*
dans son *Theologiæ cursus completus*, au tom. I, col., 1038
et suiv.

(2) Voir plus haut, p. 27.

(3) Date : 1699, in-16; mais sans nom de traducteur,
d'imprimeur et de lieu.

tous les articles de controverse ; ce que je pense avoir assez fait, et avec toutes les marques d'approbation de l'Eglise, dans mon livre de l'*Exposition* (1). » Il était difficile à Bossuet d'en dire plus, après le chef-d'œuvre qu'il avait produit sur le même sujet. Et cette réflexion de l'abbé Labouderie n'est pas à rejeter : « Il est vraisemblable que le livre de l'immortel évêque de Meaux, où la méthode d'exposition est suivie dans toute sa perfection, empêcha l'assemblée de 1682 d'adopter la *Règle générale de la foi catholique*, où se trouvent quelques inutilités et dont le style est si suranné (2). » On n'a pas oublié, d'ailleurs, le jugement porté par cette assemblée sur la *Méthode* de l'auteur.

Richard Simon, dans une lettre du 7 juillet 1685 à Frémont d'Ablancourt, a tracé ces lignes : « Le second livre que je vous recommande fortement de lire est de Véron, qui avait été jésuite et qui n'était sorti de la société que pour travailler avec plus de liberté à la conversion des Caraïtes. Il le dédia à l'assemblée du clergé de 1645 sous le titre de *Règle générale* etc.; mais aucun Caraïte n'a avancé de si beaux principes,

(1) *Œuvres*, Paris, 1636, in-4°, tom. VII, p. 538 et 548.
(2) *Notice* déjà citée, p. LXI.

en matière de religion, que Véron a fait dans ce petit ouvrage (1). »

De l'autre coté du Rhin, il y eut aussi un concert d'éloges. Les *Acta eruditorum, Journal des savants* de cette contrée — et le jugement était reproduit, sanctionné — proclamait que l'ouvrage avait *l'approbation tacite de toute l'Eglise romaine* (2).

Notre siècle a été un fidèle écho des deux précédents. M. l'abbé Labouderie, en donnant une nouvelle édition, rappelait que l'ouvrage avait justement « obtenu l'approbation solen-

---

(1) *Lettres choisies*, Amsterdam, 1730, tom. I, p. 276. Il est vrai que Richard Suison ajoute : « Les belles maximes dont ce petit ouvrage est rempli venoient plutôt du cardinal de Richelieu que de Véron, qui n'étoit que l'instrument du cardinal. » C'est une assertion purement gratuite et que le critique a démentie ailleurs, lorsqu'il disait que le susdit cardinal « n'étoit point si habile dans la théologie qu'on l'a cru; et qu'il faisoit par d'autres ce qu'il ne pouvoit faire lui-même. » (Citat. de M. l'abbé Labouderie, *Ibid.*, p. LX.)

Camus, évêque de Belley, avait publié en 1640 l'*Avoisinement des Protestants vers l'Eglise romaine*. Richard Simon en fit, en 1703, une nouvelle édition avec notes et sous ce titre : *Moyens de réunir les Protestants avec l'Eglise romaine*. Hé bien ! dans ses notes, le critique mentionne Véron comme une autorité.

(2) *Acta erud.*, an. 1704, p. 424 : «... Approbata a toto clero Gallicano, imo et tacite a tota Ecclesia Romana, quia auctor non sui cerebri placita affert, sed concilium Tridentinum pro norma habet, idque presse sequitur. » — « Cet éloge, dit l'abbé Labouderie, fut textuellement rapporté dans l'*Historia bibliothecæ Fabricianæ*, part. II, p. 128; dans l'*Isagog. Hist. theol.* de Jean François Buddeus, p. 1274. » (*Op. cit.*, p. LXIX).

nelle des plus illustres prélats de l'Eglise gallicane (1). » M. de Genoude le réimprimait en 1843, pour lui donner place à la suite de son *Exposition du dogme catholique*. Un an avant l'édition de M. l'abbé Labouderie, dix-neuf avant celle de M. de Genoude, le savant Tabaraud avait écrit au sujet de la *Règle générale de la foi :*

Le titre fait assez comprendre dans quel esprit le livre est composé... Véron, fidèle à cette règle, discerne avec beaucoup de sagacité les vérités de la foi de celles qui n'en sont point, assignant à chacune d'elles le degré de probabilité qui lui convient...; on reproche à sa méthode qu'elle fournit plus d'armes pour détruire les fondements de la religion que pour l'établir solidement. Mais son livre n'en fut pas moins approuvé par l'assemblée du clergé, et sa méthode, si propre à abréger les disputes, suivie par Bossuet et par d'autres savants controversistes, entre autres par le docteur Holden dans son Analyse de la foi (2).

IX

LE CONVERTISSEUR.

On prête cette parole au cardinal du Perron.

(1) Dédicace à l'archevêque d'Avignon.
(2) *Histoire critique des projets formés depuis trois cents ans pour la réunion des communions chrétiennes,* Paris, 1824, p. 378.

« Je me charge de convaincre les hérétiques, mais
pour les convertir il faut les conduire à François
de Sales (1). » Cette parole, Véron eût été
quelque peu en droit de la répéter, s'il avait été
plus complètement contemporain de l'Apôtre de
Genève. La puissance de sa parole, au point de
vue où il se plaçait, portait la conviction dans
les âmes ; mais cette douceur évangélique qui
agit sur le cœur pour le soumettre au joug de la
vérité, lui faisait défaut. Ajoutons à cela que les
mots piquants, les reparties vives , les réflexions
parfois blessantes dont il semait ses discours
comme ses écrits, étaient encore un obstacle à
cette soumission spirituelle. C'est ce que du
Ferrier, collaborateur de M. Olier, constatait,
lorsqu'au sujet des prédications de Saint-Sulpice
il écrivait que Véron «confondait admirablement
les Huguenots sans toutefois les convertir (2). »

Néanmoins, dans la première partie de cette
étude, nous avons consigné de nombreuses
conquêtes religieuses, œuvre de l'ardent prédicateur. Ici, nous devons consacrer une page
à deux illustres conversions.

(1) Voir *Panégyrique de saint François de Sales,* par
Bossuet, premier point.
(2) Citation empruntée à *Vie de M. Olier,* par M. Faillon, Paris, 1841, tom. I, p. 461.

Un membre d'une célèbre famille protestante, le marquis d'Andelot, plus tard comte de Coligny, et fils aîné du maréchal de Châtillon, eut divers entretiens religieux avec Véron. Dans les conversations particulières aussi bien que dans les conférences publiques, Véron faisait usage de sa méthode. A l'examen de l'Ecriture-Sainte il ajouta même alors une revue des Pères des cinq premiers siècles de l'Eglise. Pas plus que les textes sacrés, les textes patrologiques n'étaient, ni formellement, ni dans leurs conséquences logiques, favorables à la doctrine protestante. Persuadé, le marquis d'Andelot abandonna la religion de ses pères pour rentrer dans le giron de l'Eglise, que ceux-ci avaient abandonnée. L'abjuration eut lieu en 1643 (1).

Deux ans après, une autre abjuration se fit, à la suite d'entretiens semblables. Il s'agissait, cette fois, d'un personnage dont on a écrit :

Du corps du grand Rantzau tu n'as qu'une des parts ;
L'autre moitié resta dans les plaines de Mars.

(1) Véron disait à la reine-régente, en lui offrant les *Justes motifs de la conversion à la religion catholique du marquis d'Andelot :* « C'est un très juste sujet d'éjouyssance de voir maintenant le seigneur d'Andelot sous les enseignes de Mgr le duc d'Anguien, l'un et l'autre catholiques pour le bien du royaume, les prédécesseurs desquels, devenus de la religion prétendue réformée, s'estoient joints en tant de batailles funestes à cette monarchie. »

8

Rantzau suivit Oxenstiern en France, y prit du service et, par sa valeur, s'éleva jusqu'aux plus hauts grades de l'armée. Le premier entretien avec Véron eut lieu à l'abbaye de Saint-Victor de Paris, demeure ordinaire de celui-ci et où le célèbre guerrier vint visiter le célèbre controversiste. « Vaincu ou plutôt victorieux de l'erreur, » dit le controversiste, le guerrier « se trouva dans une autre plus rude et plus longue mêlée, attaqué par la chair et le sang et les respects humains, qui a duré quelques annnées; mais enfin, victorieux en tout, il a fait profession de la foi catholique depuis peu de temps. » En effet, cette conversion se fit attendre huit années. Mais, durant ce laps de temps, l'un et l'autre se virent souvent et pour le même motif : on profitait du repos qui suivait les campagnes terminées. Enfin, l'année 1645 ne prit pas fin sans que Véron pût écrire au roi : « Je présente à Votre Majesté les motifs qui ont fait résoudre à rentrer à l'Église catholique, de laquelle vous êtes le fils aîné, M. le maréchal de Rantzau, qui, d'entre les étrangers, s'est le premier, depuis votre heureux avènement à la couronne, rangé sous les étendards de l'Eglise et les vôtres (1). »

(1) *Motifs de la conversion à l'Eglise catholique de M. le mareschal de Rantzau... dédiez au roy,* en date du 9 octobre 1645

A un endroit de cette dédicace, on lisait :
« Nous espérons le semblable du maréchal de
Gassion. » Véron avait eu occasion de converser
avec lui et il lui adressait l'opuscule. Cette espérance ne s'est pas réalisée ; blessé deux ans plus
tard au siège de Lens, le brave guerrier mourut
quelques jours après, et son corps fut ramené
et déposé dans le cimetière protestant de Charenton (1).

X

LA BIBLE EN FRANÇAIS.

Véron avait trop attaqué les *Bibles de Genève*
pour ne pas vouloir, à quelque moment, donner
au public une version moins fautive.

Ce n'était pas qu'il n'eût bien des fois et très
vertement signalé nombre de falsifications dans
ces Bibles, qui venaient de la métropole du calvinisme. Dans les *Lumières évangéliques*,
œuvre de l'année 1646, entreprise et menée à
terme dans le but de *rendre facile à un chacun
l'intelligence du Nouveau-Testament*, il accom-
plissait le même devoir, plaçait en outre des

(1) *France protestante.*

« notes brièves sur les passages obscurs, » exposait plus amplement et d'après les mêmes
autorités les « textes produits pour les controverses (1). » A ses yeux néanmoins [ce n'était
pas assez.

La même année donnait naissance au *Nouveau-Testament de Notre-Seigneur, de la traduction des docteurs de Louvain*. Mais il y
avait eu de telles retouches, qu'on pouvait la
considérer comme une *traduction nouvelle sur
l'ancienne et vulgate édition latine* (2).

C'était déjà faire justice du reproche visant la
prétendue interdiction de la Bible en français.
Parce que les ministres ne cessaient de se servir
de ce gratuit reproche comme d'une arme de
guerre contre le catholicisme, Véron s'arma de
son côté pour repousser l'injuste attaque. Sur
quoi donc, se demandait-il, est basée la défense
de lire l'Écriture-Sainte en langue vulgaire?

(1) Cet ouvrage, que nous n'avons pu nous procurer, est
indiqué et presque analysé par M. l'abbé Labouderie,
op. cit., p. L, et par le P. de Backer, *op. cit.*, n° 61.

(2) De Backer, *op. cit.*, n° 65.

Ce bibliographe cite encore, n° 60, pour la même année
1646, cette autre publication de notre auteur : *Grand
trouble arrivé de nouveau à Genève contre Genève et Charenton, esmeu par Diodati, ministre du lieu; ou la Saincte
Bible traduite et interprétée par J. Diodati, opposée et
contraire en sa traduction et en ses expositions à toutes
les Bibles précédentes de Genève et de Charenton.*

Sur la quatrième règle de l'Index, qui exige la permission de l'évêque pour les séculiers et du supérieur pour les réguliers. Or, disait Véron, cette règle « n'a jamais été ni promulguée ni reçue en France, ainsy a toujours. été et est rejetée par pratique et coutume contraires et de bien longues années, même de plus de quarante ans... » De là cette conclusion : « Chacun du peuple peut lire la Bible française d'une version catholique, en France, sans être obligé à demander aucune permission par aucune loi ou règle ecclésiastique qui y oblige. « Restait seulement comme règles de conduite la prudence qui prévoit le péril pour l'éviter, et la sagesse qui sait invoquer les conseils et la direction des supérieurs. Dès lors, les adversaires frappaient dans le vide (1).

XI

LES NOUVEAUX ENNEMIS.

Un prélat, dont la célébrité date précisément de la mort, avait vu s'ouvrir la tombe devant

(1) Cette pièce figure dans le *Nouveau-Testament*. M. l'abbé Labouderie l'a reproduite dans son édition de la *Règle générale de la foi catholique*, p. LXXVIII et suiv. Voir aussi ce qu'il en dit, p. L'.

lui en mai 1638. Cette célébrité, il la doit à un
livre auquel il déclare avoir travaillé vingt ans.
Nous venons de nommer Jansénius, évêque
d'Ypres, et l'*Augustinus*, son œuvre théologique. On peut dire qu'il devint chef de parti
sans l'avoir voulu et peut-être sans y avoir
pensé. En effet, son livre encore manuscrit était
soumis à l'autorité du Saint-Siège. Cette soumission, il la consignait et dans son testament,
quelques instants avant sa mort, et dans une
lettre, de quelques jours antérieure, adressée à
Urbain VIII.. Cette lettre contenait, entre
autres, ces paroles : « Tout ce que j'ai pensé,
dit ou écrit dans ce labyrinthe hérissé de disputes..., je l'apporte aux pieds de Votre Sain-
teté, approuvant, improuvant, rétractant,
selon qu'il me sera prescrit par cette voix de
tonnerre qui sort de la nue du siège apostolique (1). »

(1) *Dictionnaire des hérésies...*, Paris, 1845, art. *Janse-
nius*, p. 13. On met parfois en doute la sincérité de cette
soumission pleine et entière. On s'appuie pour cela sur la
correspondance de Jansénius avec Saint-Cyran et sur
quelques passages de l'*Augustinus*. Mais ne doit-on pas
considérer les assertions formelles de la dernière heure
comme la rétractation du passé? En tout cas, n'est-on pas
autorisé à dire avec Ducreux dans ses *Siècles chrétiens* :
« On doit croire que, s'il eût survécu à la publication de
son livre, il eût souscrit tout le premier aux décisions des
souverains-pontifes qui l'ont condamné dans la suite. »
(Citat., *Ibid*, p 14.)

Le livre fut donné et publié en 1640. Il renfermait les principales erreurs de Baïus, erreurs déjà deux fois condamnées par le Saint-Siège. La division éclata au sein de l'université de Louvain, les uns prenant parti pour le nouvel ouvrage, les autres parti contre. La guerre ainsi allumée dans cette cité du Brabant s'étendit jusqu'à la capitale de la France. Isaac Habert attaqua l'*Augustinus* (1). Antoine Arnault le défendit. Tous deux étaient docteurs de la faculté de théologie de Paris. La lutte devenait de plus en plus vive. Le Saint-Siège intervint, et Urbain VIII condamna l'ouvrage. Si la bulle pontificale apaisa quelque peu les esprits dans le pays brabançon, elle fut loin d'obtenir le même résultat en France. C'est alors que le vieil athlète, ne pouvant rester l'arme au bras en présence des nouveaux ennemis de l'Église, apporta à l'armée orthodoxe le contingent de sa science et de son habileté, de son ardeur et de son expérience.

Après une première campagne, Véron écrivait avec une satisfaction exagérée et trop person-

(1) On dit que ce fut sous l'inspiration, sinon par l'ordre de Richelieu, qu'il commença l'attaque. Le cardinal, raconte-t-on toujours, gardait rancune à l'évêque d'Ypres qui, dans son *Mars gallicus*, se prononçait pour l'Espagne contre la France.

nelle : « J'ai repoussé ces nouvelles troupes de Jansénistes, auxiliaires du fort de Charenton que je tiens continuellement assiégé, par les mêmes armes, bombes et canons... » Quels étaient donc ces armes, ces bombes, ces canons ? C'était sa méthode : il jetait aux Jansénistes le défi motivé de rien découvrir qui ressemblât à leur doctrine, ni dans saint Augustin, ni dans les autres Pères, ni dans les conciles, soit qu'on s'arrêtât aux textes, soit qu'on essayât d'en déduire des conséquences ; et il insistait spécialement sur cette proposition, qni est la conséquence ou le couronnement de tout le système, à savoir que Jésus-Christ était mort seulement pour les prédestinés. L'Écriture Sainte devenait l'objet d'un même défi et était soumise à un semblabie examen. Tel fut le sujet d'un petit traité latin qui vit le jour en 1647 (1).

Véron raconte aussi qu'il rompit des lances dans une réunion au cloître Notre-Dame. Il était seul contre quinze adversaires qui durent battre en retraite, ne trouvant aucun appui dans l'évêque d'Hippone. Il remporta une seconde

(1) *In Jansenii prætensum Augustinum; seu S. Augustinus liberatus a quatuor sophisticis Iprensis speciebus novatoris scholæ, ex methodo Augustiniana,* Paris, 1647.

victoire et avec les mêmes armes dans une autre
réunion, car, ajoute-t-il, « tous leurs efforts
furent, sont et seront vains; et partant vaine
et vuide de toute vérité est la doctrine de Jansénius et des Jansénistes. »

Nous trouvons ces détails dans un opuscule
qui parut l'année suivante : *La Condamnation
de la doctrine des Jansénistes par cinq conciles
français, huit cents ans y a.* Jansénius est traité
de nouveau Godescalc, et l'opuscule est qualifié de
Baillon des Jansénistes. Oui, dit l'auteur à la fin,
c'est le « bâillon général des Jansénistes par
saint Augustin. Dieu veuille que c'en soit le
tombeau ! (1) »

La Condamnation eut la même année deux
éditions. La première ne renfermait aucune
approbation. La seconde portait celle de deux
docteurs de la faculté (2). Selon le *Journal*
de Saint-Amour, l'ouvrage « contenait des
maximes si scandaleuses et si préjudiciables au
salut et à l'édification des fidèles, il était
rempli de tant d'injures et de calomnies, et il
pouvait si aisément troubler la tranquillité publique, que M. le lieutenant civil, en ayant

(1) Les citations sont empruntées à cet opuscule.
(2) La première était s. l. avec le seul millésime de 1648;
sur la seconde, on lisait : Paris, 1648.

pris connaissance, se sentit obligé, pour ne pas manquer au devoir de sa charge, de le faire supprimer. Il manda pour cet effet le syndic et les jurés des libraires; il leur fit défense de le vendre et donna ordre que cette défense fût imprimée et affichée. » Pareil jugement ne doit pas surprendre de la part d'un si ardent sectaire. Mais comment expliquer la seconde édition, qui suivit de si près la première(1)? Le journaliste ne se trouve pas embarrassé pour si peu. A l'entendre, l'auteur se mit en quête d'approbation. « N'en pouvant obtenir à Paris, ajoute Saint-Amour, il en fit venir une d'un docteur cordelier, qui était de Troyes, et en supposa une fausse d'un autre docteur, aussi cordelier, qui était à Chartres. » C'est bientôt dit. Mais la preuve? Notons encore que l'approbation porte la signature des deux docteurs : la supposition s'explique-t-elle alors? (2)

Faut-il donner plus d'autorité au récit de ce qui se serait passé au sein de la faculté? Il y aurait eu dénonciation de la part d'un docteur de Sorbonne, du nom de Guillebert. Ce dernier, chargé d'extraire les propositions dignes de

(1) La première, d'après Saint-Amour lui-même, se vendait sur la fin du Carême, et la seconde après Pâques.
(2) L'approbation est datée du 15 mars 1648.

censures, les aurait présentées à la facnlté dans
une autre réunion. Mais, chaque fois, l'illustre
Cornet, syndic de la faculté, aurait habilement
et fortement pris la défense de l'accusé ; si
bien que « la conclusion de la faculté fut que,
pour le bien de la paix, il fallait s'abstenir de
l'examen tant de ce libelle du P. Véron que
des propositions opposées (1). »

Quel que soit le degré de vérité en tout cela,
le syndic de la faculté continuait son étude de
l'*Augustinus*, et Véron ses campagnes. L'*Arrêt
de condamnation des Jansénistes* fut dû à la
plume aiguisée de l'un, et le résumé de la
doctrine du livre en sept propositions à l'examen consciencieux de l'autre (2). Dans le livre
de Véron, dont le titre complet, eu égard à
la mince importance de l'œuvre, est par trop
prétentieux (3), nous voyons que les Jansénistes
firent tout au monde pour empêcher la con-

(1) *Journal de M. de Saint-Amour*, p. 5 et 6.
(2) Véron ne cite pas la septième.
(3) *L'arrest de condamnation des Jansénistes confirmé ;
Augustin défendu et délivré ; tout le Jansénisme fondé e'
trois sortes de sophistiqueries et Response à leurs cinq
derniers livres intitulés : Considérations, Lettre, Propositions d'un abbé, Paul Romain, et Lettre d'un abbé à un abbé*,
Paris, 1649.
Voici en quoi consistent les trois *sophistiqueries* ou *fal·
laces* : la première : *A dicto secundum quid ad dictum simpli·
citer* ; la deuxième : *Ignoratio elenchi* ; la troisième : *Fallacia
consequentis. (Ibid.* p. 7-10.)

damnation. Ce fut inutile. Les deux dernières propositions, qui avaient trait à la pénitence et dont l'une appartenait plutôt au domaine de l'histoire qu'à celui du dogme, furent laissées de côté par la faculté. Mais les cinq premières furent censurées par elle. Ce sont précisément les cinq propositions qui firent tant de bruit dans le monde religieux et occupent une si large place dans l'histoire. Elles ont pour objet dans l'état actuel des forces humaines et eu égard à la nature du secours surnaturel :

Les préceptes divins, dont quelques-uns sont impossibles ;

La grâce intérieure, à laquelle on ne resiste point ;

La liberté de nécessité, seule nécessaire pour mériter et démériter ;

L'héréticité de la doctrine semi-pélagienne, qui admettait la possibilité de la résistance à la grâce prévenante ;

L'héréticité d'une autre doctrine de la même secte, doctrine suivant laquelle Jésus-Christ serait mort pour tous les hommes (1).

(1) Nous transcrivons ici les deux autres propositions : « Sensit olim Ecclesia privatam sacramentalem pœnitentiam pro peccatis occultis non sufficere ; — Naturalis attritio sufficit ad sacramentum pœnitentiæ. » (*Journal de M. de Saint-Amour*, p. 18.)

La censure était portée en septembre 1649 (1).

A la fin de l'*Arrêt de condamnation*, l'auteur renvoie à un opuscule dont l'existence datait de quelques mois auparavant (2).

Arnauld avait publié un livre avec ce titre : *De la fréquente communion*, mais auquel on appliquerait plus justement le titre opposé. Le livre révélait le côté pratique du jansénisme. L'ordre à observer pour la réception des sacrements de pénitence et d'eucharistie était celui-ci : confession, pénitence accomplie, absolution, communion ; conséquemment les pécheurs ne pouvaient être admis à l'absolution et à la communion qu'autant qu'ils auraient « été plusieurs jours, pour mieux dire plusieurs mois, et souvent plusieurs années, à faire pénitence de leurs péchés (3). »

Après avoir montré que pour une pareille doctrine il n'y a base ni dans saint Augustin, ni dans l'antiquité chrétienne, ni dans la pratique

(1) *Ibid.*, p. 26-33.
(2) Au commencement du livret, Véron rappelle que les Jansénistes se sont plaints d'être *bâillonnés*. Mais il prétend trouver la justification du mot dans l'Épître de saint Paul à Tite, I. 10. « A tort donc, conclut-il, se plaignent les Jansénistes de ce qu'ayant bâillonné les ministres, je bâillonne aussi les Jansénistes qui enseignent ce qu'il ne faut pas, et une doctrine qui n'est pas saine... »
(3) Citation empruntée à l'opuscule de Véron.

9

actuelle de l'Eglise universelle; après l'avoir qualifiée, cette doctrine, non seulement de nouvelle, mais de *monstrueuse*, Véron cherche à en découvrir l'origine. « Jansénius, dit-il, est Hollandais de nation, et J. Verger, nommé par après de Saint-Cyran, du Béarn, pays trop sursemés de zizanie, de l'hérésie qui y étouffe le bon grain; et chacun sait combien est bizarre en religion la famille des Arnauld (1). »

S'il paraît si sévère à l'endroit de cette famille, il sait cependant reconnaître ailleurs l'honorabilité, les talents, les vertus des adeptes de Jansénius, qu'il ne confond pas avec les hérétiques. « J'honore même, écrit-il, outre leur capacité en autres matières de théologie, leur déportement en leur vie et les rares exemples de diverses vertus qu'ils donnent, et leurs grandes dévotions, grandes aumônes, zèle au salut des âmes de plusieurs, ce que je n'advoue pas ès personnes des ministres (2). »

(1) *Le pacifique en la pratique présente des sacrements de confession et communion pour ces Pasques, contre les perturbateurs du repos en icelle, ou le Baillon des Arnoldistes selon la méthode de saint Augustin.*

(2) *L'arrest de condamnation..., p. 2.*

XII

VÉRON DEVANT L'HISTOIRE.

Véron ne vit pas la fin de 1649: il mourut dans le mois de décembre de cette année, et ses restes furent déposés dans l'église paroissiale (1).

Qu'il nous soit permis de dire, évoquant la comparaison souvent employée: sa mort fut celle d'un brave qui tombe sur la brèche faisant face aux ennemis (2).

Dans notre notice, nous avons fait connaître, par analyse, indication substantielle ou transcription en note des titres si détaillés, les principales productions de François Véron. Notre étude ne demandait pas davantage (3).

(1) Abbé Labouderie, *op. cit.*, p. XVI.

(2) Il était trop royaliste pour ne pas assister avec tristesse aux troubles de la Fronde, dont les canons tonnèrent à Charenton contre l'armée royale. Mais il n'eut pas à signaler d'hostilité chez les Protestants, qui ne prirent aucune part à ces troubles. Ce calme des dissidents faisait dire au cardinal Mazarin : « Je n'ai point à me plaindre du petit troupeau ; s'il broute de mauvaises herbes, du moins il ne s'écarte pas. » (Citation de M. Marty-Lavaux, *op. cit.*, p. 1.)

(3) Si l'on désire quelque supplément à l'étude bibliographique, nous renverrons encore au P. de Backer, *op. cit.* Cependant nous donnerons place ici à la mention de ce livret : *Les justes motifs de la conversion de M. le baron de Saint-Angel et de madame sa femme ; et sommation faicte aux ministres Durand et Mestrezat de se rendre*

D'ailleurs, la tâche eût été bien difficile

« La multitude des opuscules, dit très bien M. l'abb
Labouderie, et pour ainsi dire des feuilles volante
qu'il a fait paraître, ne se trouve au complet dan
aucune des bibliothèques de Paris. Quelques-uns de
ces ouvrages ont eu plus de vingt éditions ; mais souvent avec des changements si considérables que le
fond n'en était plus le même, et souvent aussi sous
des titres divers. Il lui arrivait parfois de publier un
opuscule qu'il insérait ensuite dans un ouvrage plus
volumineux pour en faire partie ; d'autres fois il publiait séparément un ou plusieurs chapitres de quelque
traité, selon que les circonstances l'exigeaient. Ajoutez
à cela qu'il n'a laissé aucun livre des ministres sans
réponse plus ou moins étendue ; qu'il a envoyé partout
des cartels, des défis, etc., présenté des requêtes à
toutes les autorités, etc., et qu'il a publié les relations
des nombreuses conférences qu'il a eues, abrégées,
commentées, défendues, etc. (1). »

Véron eut de nombreux ennemis. Cela devait
être.

Il a porté au calvinisme des coups trop fré-
quents et trop sensibles pour ne pas susciter dans
le parti des colères ardentes et des haines inextin-
guibles. On peut dire qu'Elie Benoît a été l'écho,

catholiques selon leur promesse..., Paris, 1623. Nous eus-
sions désiré nous procurer cet ouvrage ; car il est probable
que Véron contribua à cette conversion.
  (1) Op. cit., p. xxii.

à peine affaibli, de ces colères et de ces haines, lorsque dans son *Histoire de l'édit de Nantes* il traçait ce portrait du controversiste :

« Le missionnaire Véron, qui avait porté l'habit de jésuite quelque temps et qui méritait de le porter toute sa vie, tant il avait appris la chicane et la mauvaise foi dans l'école de cette société...; cet homme, de qui les Jésuites ne s'accommodaient pas à cause de son esprit superbe, évaporé, chicaneur et séditieux, fut jugé propre à tourmenter les réformés, qu'il persécuta environ trente ans ; et ses maîtres, fort contents d'avoir un prétexte de lui ôter l'habit et de tirer de lui le seul service qu'il était capable de leur rendre, lui procurèrent la cure de Charenton (1). »

L'historien protestant porte encore ce double jugement. D'abord sur les missions : Véron « courait de province en province pour chercher les occasions de disputer ; et, non content d'importuner les ministres, il se glissait dans les maisons où il tourmentait les particuliers par des sophismes de la plus basse chicane. » Puis sur les réfutations des sermons des ministres : « Il s'y prenait en homme sans foi, sans pudeur, sans jugement, sans lettres. Ses manières aigrissaient la populace en la divertissant ; mais les

(1) Il faut convenir qu'ils furent bien longtemps à lui procurer ce bénéfice : dix-huit années !

honnêtes gens en avaient honte; et il reçut plus d'une fois des ordres d'être plus modeste et plus sage. » Enfin, s'il faut avouer les succès, cet historien ne le fera qu'en essayant de ternir la fin de l'existence : « Autant il avait été redoutable par ses chicanes quand il commença à se mêler de controverses, autant il se trouva méprisé vers la fin de sa vie (1). »

Les Jansénistes lui gardèrent également rancune. Ils avaient aussi des raisons pour cela. Le docteur de Saint-Amour, nous l'avons entendu, n'hésitait pas à le traiter de calomniateur et de faussaire (2). Dans une circonstance, celui que la secte appelait le *Grand Arnauld*, pour être plus modéré, se laissa cependant aller jusqu'à dire « fort brusquement que le P. Véron avait été un cheval (3). »

Parmi les Catholiques, nous ne lui connaissons d'autres adversaires que le prêtre habitué de Saint-Eustache, l'abbé Binard, et la coterie dont ce dernier paraît avoir été le chef ou la sentinelle avancée. Par contre, il eut de

(1) *Histoire de l'édit de Nantes*, tom. III, p. 21; et aux pages 50 et 52, nous lisons que la Méthode de Véron n'est qu'une *invention* pour *raffiner sur la chicane*.
(2) *Journal de M. de Saint-Amour*, p. 5.
(3) M. l'abbé Laboudérie, *op. cit.*, LXIII, Citation tirée des *Remarques* manuscrites sur A. Arnauld, par Leibnitz.

glorieuses amitiés et de nombreux admirateurs. Deux noms résument tout : le cardinal de Richelieu, avec lequel il était en relations presque intimes, les assemblées du clergé, qui ne cessèrent de lui accorder leur confiance.

Résumons maintenant notre appréciation d'historien.

Si nous nous plaçons en face de l'homme de Dieu, nous remarquons que, religieux et prêtre, Véron se montra non seulement irréprochable, mais superlativement animé du zèle évangélique. Disons cependant qu'on lui eût désiré plus de douceur et moins de causticité dans le caractère, plus de vraie modestie dans l'âme, et dans les paroles moins de ce que nous appellerions fanfaronnades.

Si nous envisageons l'homme de mérite, notre devoir se borne à rappeler et à confirmer ce que nous avons dit dès les premières pages. Théologien savant, controversiste habile, orateur impétueux, écrivain de circonstance, Véron, dans sa parole et dans son style, manquait assez souvent de mesure ; et les expressions les plus virulentes tombaient alors de sa bouche comme de sa plume : à juger par l'enseignement du ministre Bochard, la cène des Calvinistes était cène des « Diables, » car d'après cet enseigne-

ment, « les Diables et tout l'enfer sont aussi
vraiment, réellement, substantiellement présents et reçus en leur cène. » Parfois aussi sa
logique, d'ordinaire pressante, devenait outrée;
et les conclusions ne découlaient pas rigoureu-
sement des prémisses : il qualifiait les ministres
« d'anthropophages, » de « cannibales (1); » et
les redites de du Moulin, de *vieux choux
recuits* (2).

Bien qu'il ait considérablement écrit, il n'a
guère produit que trois livres dans le sens vrai
et strict du mot, l'un d'un seul jet, les deux
autres par des remaniements successifs. Nous
avons, d'une part, la *Règle générale de la foi
catholique*, et, de l'autre, le *Petit épitomé de
toutes les controverses* et la *Méthode nouvelle,
facile et solide de convaincre de nullité la religion prétendue réformée*. Les deux premières
œuvres constituent chacune un volume respectable, et la troisième en forme deux gros. Les
autres publications de notre auteur doivent leur
brièveté ou empruntent leurs imperfections autant peut-être aux ardeurs du moment qu'à la
trempe d'esprit de l'écrivain.

(1) *Phantosnes de la cène inventée par Bochart*...,s. l. n. d.,
p. 23 et 27.
(2) Titre d'une plaquette, dans de Backer, n° 71-76.

S'il est vrai que le style soit l'homme, on ne pouvait guère attendre de Véron, à l'époque qu'il traversait, l'heureux choix des mots, l'artistique correction des phrases, le nombre de la période. Il soutient assez avantageusement, sous ce rapport, la comparaison avec la plupart des écrivains et des orateurs de la première moitié du xviie siècle ; mais il demeure au-dessous de ceux qui furent le berceau de l'académie française. Il n'est pas rare, cependant, qu'à une page fortement colorée et violemment rédigée en succède une autre écrite dans cette noble simplicité :

« Qui a besoin de dîner, ne dîne pas par lieutenant. On n'oyait jamais dire à un qui est pressé de la faim : Allez dîner pour moi. Il peut bien donner son dîner, ce que faisant, il ne dînera pas. Or, les séparés en leur cène se disent manger le corps de Christ qu'ils enferment dans le ciel, et éloignent les éléments, et expliquent leur manducation par élévation de foi, de cœur et de pensée... (1). »

Avec ces qualités et malgré ces défauts, l'histoire doit se faire l'écho de l'époque, pour proclamer François Véron un des hommes remarquables de la première partie du grand siècle.

(1) *Notables défauts de la cène des ministres...,* Paris 1629, p. 22.

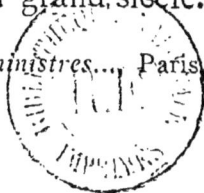

TABLE

PREMIÈRE PARTIE

VÉRON AVANT D'ÊTRE CURÉ DE CHARENTON

DEUXIÈME PARTIE

VÉRON CURÉ DE CHARENTON

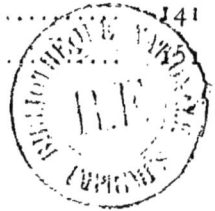

494. — Paris. Imprimerie F. LEVÉ, rue Cassette; 17.

126, 126

DU MÊME AUTEUR

Le Christ devant la critique au second siècle. 1 vol. in-8. Paris, Jouby, 7, rue des Grands-Augustins.

La Divinité de Jésus attaquée par Celse et défend par Origène, thèse du doctorat. 1 vol. in-8. Pa même librairie.

Dieu et l'esprit humain... Conférences de Sain Geneviève de Paris. 1 vol. in-12. Paris, même librairie.

Le Droit divin et la Théologie, brochure. P Palmé, 76, rue des Saints-Pères.

Henri IV et l'Église. 1 vol. in-8. Paris, mê librairie.

Le cardinal du Perron, 1 vol. in-8, et 2e édition, 1 in-12. Paris, Didier, 35, quai des Grands-Augu

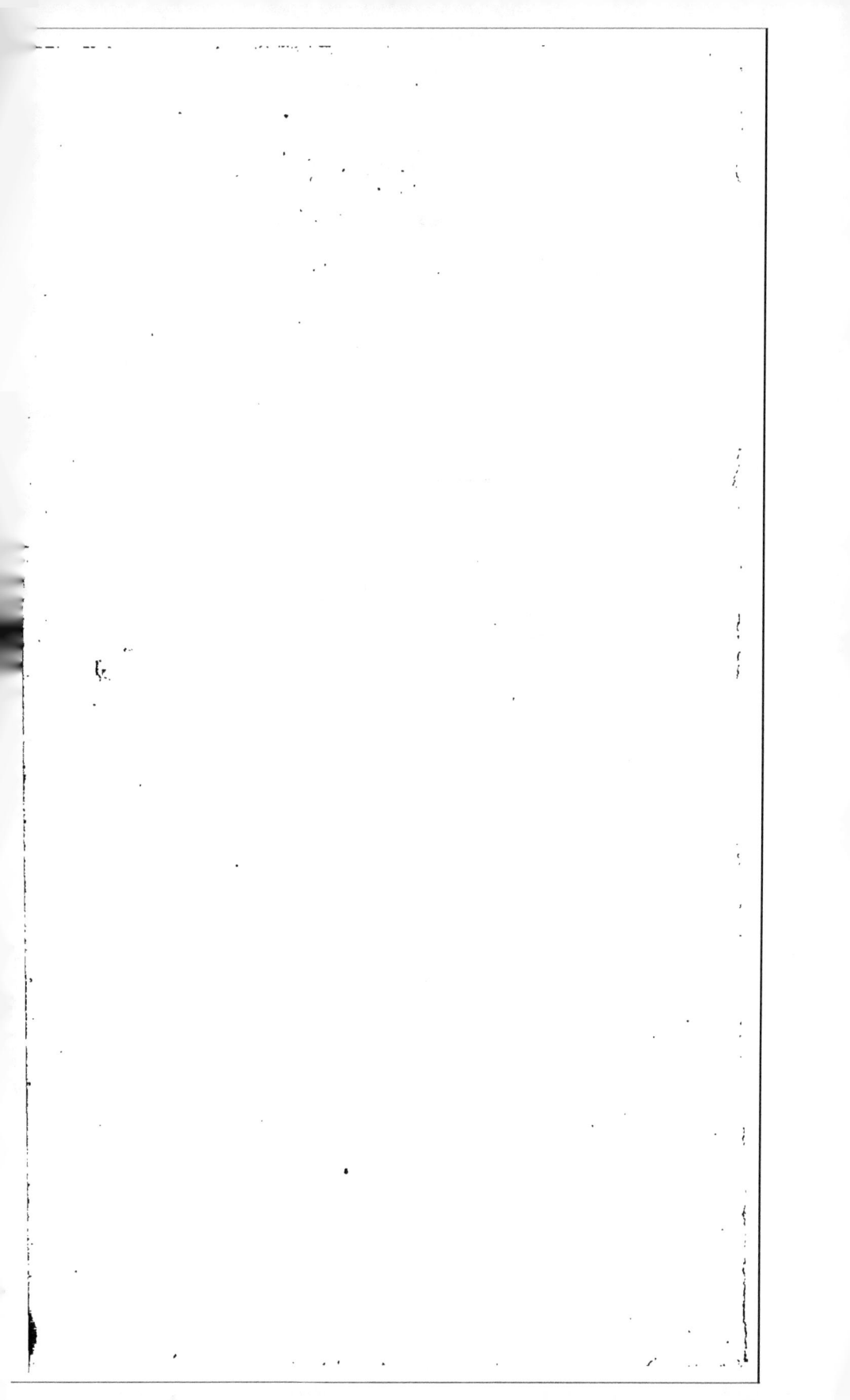

www.ingramcontent.com/pod-product-compliance
Lightning Source LLC
Chambersburg PA
CBHW050120210326
41519CB00015BA/4033